実践 がんサバイバーシップ

患者の人生を共に考えるがん医療をめざして

- ●監修── **日野原重明**
  聖路加国際メディカルセンター理事長
- ●編集── **山内英子**
  聖路加国際病院乳腺外科部長

  松岡順治
  岡山大学大学院保健学研究科教授

医学書院

実践 がんサバイバーシップ		
―患者の人生を共に考えるがん医療をめざして		
発　　行	2014年4月1日　第1版第1刷Ⓒ	
監　修	日野原重明	
編　集	山内英子・松岡順治	
発行者	株式会社　医学書院	
	代表取締役　金原　優	
	〒113-8719　東京都文京区本郷 1-28-23	
	電話　03-3817-5600（社内案内）	
印刷・製本　双文社印刷		

本書の複製権・翻訳権・上映権・譲渡権・公衆送信権（送信可能化権を含む）
は㈱医学書院が保有します．

ISBN978-4-260-01939-2

本書を無断で複製する行為（複写，スキャン，デジタルデータ化など）は，「私的使用のための複製」など著作権法上の限られた例外を除き禁じられています．大学，病院，診療所，企業などにおいて，業務上使用する目的（診療，研究活動を含む）で上記の行為を行うことは，その使用範囲が内部的であっても，私的使用には該当せず，違法です．また私的使用に該当する場合であっても，代行業者等の第三者に依頼して上記の行為を行うことは違法となります．

JCOPY　〈㈳出版者著作権管理機構　委託出版物〉
本書の無断複写は著作権法上での例外を除き禁じられています．
複写される場合は，そのつど事前に，㈳出版者著作権管理機構
（電話 03-3513-6969，FAX 03-3513-6979，info@jcopy.or.jp）の
許諾を得てください．

執 筆 者 一 覧
（執 筆 順）

山内　英子	聖路加国際病院乳腺外科部長
Lewis E. Foxhall	テキサス大学 MD アンダーソンがんセンター臨床がん予防学教授
石田也寸志	愛媛県立中央病院小児医療センター長
酒井　瞳	日本医科大学武蔵小杉病院腫瘍内科
勝俣　範之	日本医科大学武蔵小杉病院腫瘍内科教授
松岡　順治	岡山大学大学院保健学研究科教授
秋谷　文	聖路加国際病院女性総合診療部
水野　篤	聖路加国際病院循環器内科
北野　敦子	聖路加国際病院腫瘍内科
名取亜希奈	聖路加国際病院腫瘍内科
高橋　都	国立がん研究センターがん対策情報センターがんサバイバーシップ支援研究部長
神田　美佳	聖路加国際病院相談・支援センター医療社会事業科チーフ
橋本久美子	聖路加国際病院相談・支援センターがん相談支援室アシスタントナースマネジャー
小澤　美和	聖路加国際病院小児科医長
保坂　隆	聖路加国際病院精神腫瘍科部長
伊藤　高章	上智大学神学部教授
山内　照夫	聖路加国際病院腫瘍内科部長
佐野　潔	徳洲会地域家庭医療総合センター長
坂下　美彦	千葉県がんセンター緩和医療科主任医長
辻　哲也	慶應義塾大学医学部リハビリテーション医学教室准教授
小山富美子	近畿大学医学部附属病院副看護部長
金井　久子	聖路加国際病院看護部アシスタントナースマネジャー
中村めぐみ	聖路加国際病院教育研修部副部長
河野　友昭	聖路加国際病院薬剤部
高倉　保幸	埼玉医科大学保健医療学部理学療法学科教授
島﨑　寛将	ベルランド総合病院作業療法室リーダー
桜井なおみ	NPO 法人 HOPE プロジェクト理事長
小嶋　修一	TBS テレビ報道局解説委員
天野　慎介	一般社団法人グループ・ネクサス・ジャパン理事長
樋口　明子	公益財団法人がんの子どもを守る会

監修のことば

　今般，医学書院から『実践　がんサバイバーシップ―患者の人生を共に考えるがん医療をめざして』と題した本著が出版されました．

　がんは，近年の驚くべき医学の進歩によって長期の生存がかなえられるようになり，一昔前によく用いられていたターミナルケアという言葉はすでに過去のものとなりつつあります．

　米国・テキサス州ヒューストン市にあるMDアンダーソンがんセンターでは，ターミナルの患者さんに適用されることが多い緩和ケア(palliative care)を"サポーティブケア"と改めました．がん体験者は，その後も長期間，日常の生活を送る(サバイブする)ことになるからです．そのためにもがん体験者をはじめ，家族，あるいは仕事先の関係者にも，がんサバイバーについての知識が必要になります．それについて，これまで長くがん医療に関わってきた医師，看護師，薬剤師，ソーシャルワーカー，理学療法士，作業療法士その他の医療職者によって本書が著されたことは，まず医療に関わる当事者である私たちから，がんサバイバーへの理解を深めなければならないのだということを意味します．

　あくまでも主役はがんサバイバー(体験者とその家族)であること，そして彼らに関わる医療者は何をなすべきかを本書によって学んでいただければ幸いです．

2014年3月

聖路加国際メディカルセンター理事長　日野原重明

序にかえて

―がん医療の次のステージとしてのがんサバイバーシップ

はじめに

　がん医療が次のステージへ入るべき時代が到来した。がんが不治の病と言われ，その治療法を見つけることに必死になっていた時代から，がんの治療の発展から，がんという病が不治の病ではなく慢性疾患として考えられるような時代になってきた。がん罹患率が増加し続け，いわゆるがん生存者の数は確実に増加している。がんの治療を終えたら，それで医療は終わりではない。その後もがんサバイバーとして生きていく患者やその周りを支えていく体制を，医学的にも社会的にも整える必要がある。つまりがん医療の次のステージに入ったと言えよう。

がんサバイバーシップの歴史

　サバイバーが「生存者」とすると，がんサバイバーは「がん生存者？」ということになるが，「生存者」というより「がん経験者」というほうがより的確かもしれない。がんサバイバーシップとは，がんの状態にかかわらず，がんを経験したすべての人，およびその家族，友人など支えるすべての人の生き方と考え方を言う。がんと診断された時からその治療後にわたってその生涯をいかにその人らしく生き抜いたかをより重視した考え方を言う。

　米国において，1986年に医療者からではなく，がんを経験した一般の25人の患者を中心に，National Coalition for Cancer Survivor（NCCS）が結成された。患者の声により誕生した団体である。がんの生存を延ばすことばかりに医療者たちが夢中になっていた時代に，その経験者である患者自身からがんの治療成果ばかりに目を向けた医療ではなく，本人や家族ががんを経験し，その後も生きていく過程をも考慮に入れることを提唱した考え方と言え

よう。
　その後，一時は自転車競技界の英雄と言われたランス・アームストロングがその考え方を広めることに貢献した．1996年，自身が進行性の精巣がんと診断され，発見された時すでに脳と肺に転移があった．その後，治療を終えてから，奇跡的に復活し，世界最大の自転車ロードレースであるツール・ド・フランスで，前人未踏の個人総合7連覇という偉業を果たした．そのことだけでも，多くの人々に勇気を与えたが，自分の経験を通して，がんとともに生きることを考えようと，非営利財団のランス・アームストロング基金を設立し，がん患者やがん体験者を支える活動の助成や研究に数億円の資金を提供し，Centers for Disease Control and Prevention(CDC)とLance Armstrong Foundationが中心となって啓発活動を開始した．その後，自身のドーピング事件などがあり，その名声をなくしたが，彼の啓発活動における業績は評価に値するであろう．
　彼の活動とともに，米国においてサバイバーシップの重要性が注目され，1996年にはNational Cancer Instituteが"Office of Cancer Survivorship"を設立した．最近では，欧米において医療の面でのがん患者の長期的なフォローアップに注目したサバイバーシップクリニックが設立され，がんの治療を終えた後の長期的な副作用や問題に関する研究も多く行われている．

がんサバイバーシップの4×4（図）

　サバイバーシップには4つの側面―身体的，精神的，社会的，スピリチュアル的側面―および4つの時期―急性期，生存が延長された時期，安定した時期，人生の終焉時期―がある．それらから，それぞれに多角的，多次元的

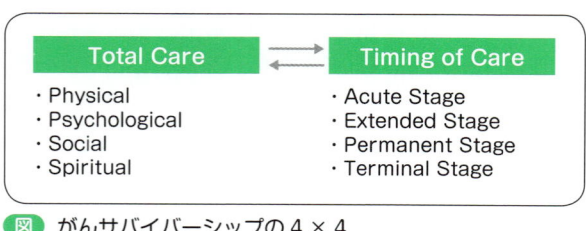

図　がんサバイバーシップの4×4

に考えていく必要がある。

1 ● 4つの側面
a）身体的
　がんによる直接的な身体症状はもちろんのこと，手術による体の変化，治療による副作用および長期における体の変化の問題，また2次発がんの問題などがある。
b）精神的
　がんと診断されたことで生じる精神的な問題や，手術などの体の変化への適応，その後の治療の副作用による精神的サポート，また抗がん剤などによる認知障害の問題などがある。
c）社会的
　医療費の問題，がんの治療中の就労の問題，仕事へ復帰した時の支援，また終末期での社会資源の導入など，経済的問題から社会的サポートまでが挙げられる。
d）スピリチュアル的
　がんと診断されたことにより見つめ直すスピリチュアルな面，つまり今まで考えたことのなかった死というものに直面して，この世における自分の存在価値はどこにあるのか，生きていく目的は何なのか，また死への恐怖や不安，自分の今までの人生を振り返りさいなまれる罪悪感といった問題が挙げられる。

2 ● 4つの時期
　NCCS の創設者でもあり，医師であり，自らもサバイバーである，Mullan ががんと診断されてからのサバイバーの人生を3つの時期に表し，その後，1993～1995 年まで NCCS の会長であった看護師の Susan Leigh が，終末期を加え，4つのステージで表されている。
a）急性期　acute stage of survival
　急性期はがんと診断されてからその治療が一通り終了するまでの時間を言う。

b） 生存が延長された時期　extended stage of survival

　急性期の治療を終えて，自身の生きていることの喜びと感謝を感じる反面，再発への恐怖を感じてしまう時期でもある．急性期には気がつかなかった治療による自身の体の変化や，精神的な負担を重くずっしりと感じる時期である．

c） 安定した時期　permanent stage of survival

　自分の体の変化を受容し，再発が多く起こってくる2～3年の時期を乗り越え，精神的には安定していると思う時期である．

d） 人生の終焉の時期　final stage of survival：dying

　人は生をもってこの世に生まれた時から人生の終焉は確実にだれでもやってくる．

この本ができるまで

　編者が米国において学んできた，キャンサーサバイバーシップの概念を日野原重明先生にご紹介したところ，ご賛同いただき2011年に一般財団法人ライフ・プランニング・センターのフォーラムを行うことが実現した．このフォーラムは岡山大学大学院保健学研究科教授の松岡順治先生とともに，日本においてこの概念をまず紹介し，また日本における展開をディスカッションする場として企画したものである．

　米国のMDアンダーソンがんセンターからキャンサーサバイバープログラムの責任者として，医療者の教育にも深く携わっているDr. Lewis E. Foxhallをお招きして，米国での歴史，現状，そして教育の実際を紹介していただいた．日本からは，早くからサバイバーシップを取り入れている小児がんの分野から学ぼうと，愛媛県立中央病院小児医療センターの石田也寸志先生に，小児がんにおけるサバイバーシップのご紹介，またその発展の経緯をお話しいただいた．さらにシンポジウムとして，患者会や患者の立場からのご意見をいただきながら意見を交換した．それをもとに，より多くの医療者にサバイバーシップを知っていただこうと日野原重明先生の発案で企画されたのが本書である．

この本の目的

　がん医療の次の時代として，がんサバイバーシップの概念をもちながら医療を行うことは，医療者にとって重要かつ必要なことであると思う．広く，深い，ともすれば漠然とした概念でもあるが，それぞれの患者の側面から，それぞれの医療者としての立場から，医学としての治療効果のみでなく，その患者自身の人生を考えるアートとしての医療の部分をもっと組み入れていくことが大切である．さらには，これから2人に1人ががん経験者と言われる時代がやってくる日本において，がんになっても安心して暮らせる社会を皆で作っていく必要がある．

　本書ではがんに携わる多くの医療従事者を読者対象に，がんサバイバーシップとは何か，各職種に求められるサバイバーへの具体的な関わり方，知っておきたい患者会の活動などを，経験ある臨床医，積極的に活動されている関係者の方々にご解説いただいた．日本ではまだこの概念が実臨床に浸透していない現状もふまえて，今後の日本でのあり方などの提言も盛り込み，読者の方とさらに今後も検討していく課題の提示となればと思う．

　がん患者およびその家族や周囲の人々を目の前にした時，少しでもこのがんサバイバーシップを考えながら，彼らに寄り添っていくための一助になれば，編者として望外の喜びである．

2014年3月

聖路加国際病院乳腺外科部長　山内英子

目　次

序にかえて ―がん医療の次のステージとしてのがんサバイバーシップ　vii

編　がんサバイバーシップの歴史と発展

1章　米国におけるがんサバイバーシップの歴史　2
Lewis E. Foxhall
A. 米国のがんの状況　2／B. 米国のがんサバイバー　3／C. 歴史的背景　5／D. サバイバー管理の目標　6

2章　米国におけるがんサバイバーシップの発展　7
Lewis E. Foxhall
A. がんサバイバーのニーズ　7／B. がんサバイバーの健康リスク　8／C. ケアの展開　10／D. 管理のためのガイドライン　14／E. おわりに　18

3章　わが国のがんサバイバーシップはどう展開してきたか―小児がんを例に　19
石田也寸志
A. 世界的な研究の展開　20／B. 日本での初期の展開　20／C. 長期フォローアップ（FU）　21／D. 国際的な交流と小児がん経験者の動向　24

2編 がんサバイバーシップの実践　27

1章　身体的問題　28

二次性発がん　酒井　瞳・勝俣範之　28
A. はじめに　28／B. ホジキンリンパ腫と二次がん　29／C. 乳がんと二次がん　33／D. 精巣がんと二次がん　36／E. 生活習慣について　37／F. 遺伝性腫瘍　39／G. 二次がんスクリーニングのための検診について　40／H. おわりに　40

手術による後遺症―主に乳がんの術後について　松岡順治　42
A. はじめに　42／B. 乳がん手術の変遷　43／C. 乳がん手術の術後後遺症　46／D. おわりに　49

がんと妊孕性　秋谷　文　51
A はじめに　51／B. がん治療による妊孕性喪失・低下のメカニズム　51／C. 性腺機能障害の予測　53／D. 性腺機能障害への対処　56

心機能異常　水野　篤　65
A. はじめに　65／B. いくつかの場面　65／C. それぞれの場面における悩み　66／D. 化学療法時における心毒性　68／E. 心機能異常との向き合い方　70

骨に対する影響　北野敦子　72
A. はじめに　72／B. 骨構造と骨代謝　72／C. 骨の健康維持のために　73／D. 骨粗鬆症の診断と治療　75

化学療法誘発性認知機能障害（ケモブレイン）　名取亜希奈　81
A. はじめに　81／B. 臨床症状　81／C. 病態生理　81／D. 検査・診断　83／E. 治療　84／F. 今後期待される研究　85

🍀 性機能障害　　　　　　　　　　　　　　　　　高橋　都　87

A. はじめに　87　／　B. 医療現場における「がん患者の性の悩み」の取り上げられ方　87　／
C. がんが引き起こす性機能障害　88　／　D. 一般医療者が対応するべきこと　90　／
E. おわりに　93

2章　社会的問題　94

🍀 治療における経済的負担　　　　　　　　　　　神田美佳　94

A. はじめに　94　／　B. 相談事例　94　／　C. 高額療養費制度と高額療養費限度額認定証など　96　／　D. 傷病手当金制度　97　／　E. 障害年金制度　98

🍀 就労問題　　　　　　　　　　　　　　　　　橋本久美子　100

A. はじめに　100　／　B. 現状　100　／　C. 聖路加国際病院　就労リングプログラム　103　／　D. 課題　104

🍀 家族のサポート　　　　　　　　　　　　　　小澤美和　106

A. はじめに　106　／　B. 子育て中のがん患者の気がかり　106　／　C. がん患者を親にもつ子どもの心　108　／　D. チャイルドサポートの実際　110　／　E. おわりに　112

3章　精神的問題　115
保坂　隆

A. はじめに　115　／　B. 適応障害　115　／　C. うつ病　116　／　D. 精神的ケアの実際　118

4章　スピリチュアリティ　がんのシンボリズムを担いつつ生きる　124
伊藤高章

A. はじめに　124　／　B. 医療モデルとスピリチュアリティ　124　／　C. スピリチュアリティの定義　126　／　D. ライフサイクル論とサバイバーの課題　127　／　E. リミナリティ論とサバイバーの課題　129　／　F. まとめ　132

3編 各職種に求められるがんサバイバーへの関わり　135

1章　医師　136

外科医　山内英子　136
A. サバイバーシップにおける外科医　136 ／ B. 診断から初期治療まで　137 ／ C. フォローアップ期　138 ／ D. 再発期　139 ／ E. ターミナル期　139 ／ F. おわりに　140

腫瘍内科医　山内照夫　141
A. がんサバイバー　141 ／ B. 腫瘍内科のがん診療における役割　141 ／ C. 目標の異なる2種類のがん患者（がんサバイバー）　143 ／ D. 日本におけるがんサバイバーシップの形　144

かかりつけ医　佐野潔　146
A. 家族全員のかかりつけ医としての家庭医　146 ／ B. 家庭医としての乳がんとの関わり　147 ／ C. 化学療法と家庭医　148 ／ D. 乳がんサバイバー　148 ／ E. まとめ―治療後の家庭医の役割　151

精神科医　保坂隆　153
A. 精神科医などの専門職　153 ／ B. 精神科医に何ができるのか？　154 ／ C. 精神科医に求められるがんサバイバーシップへの関わり　155

緩和ケア医　坂下美彦　158
A. がんサバイバーシップとは　158 ／ B. 緩和ケアとがんサバイバーシップ　158 ／ C. 米国における緩和ケア外来の取り組み　159 ／ D. 千葉県がんセンターにおける緩和ケア外来　159 ／ E. 緩和ケア外来の将来　162

🍀 リハビリテーション医　　　　　　　　　　　辻　哲也　163

A. リハビリテーションとは何か？　163 ／ B. がんサバイバーシップにおけるリハビリテーションの役割　163 ／ C. がん医療におけるリハビリテーションの実際　164 ／ D. がんリハビリテーションの動向　166 ／ E. がんリハビリテーション発展に向けた取り組み　167 ／ F. 今後の課題　168

2章　看護師　170

🍀 相談支援センターにおける関わり　　　　　　　小山富美子　170

A. がん相談の活用　170 ／ B. 患者の声から支援の方法を考える　172 ／ C. おわりに　175

🍀 外来における関わり　　　　　　　　　　　　　金井久子　176

A. 診断時における外来看護師の関わり(乳がんを例に)　176 ／ B. 意思決定支援　176 ／ C. 治療期における看護師の関わり　177 ／ D. ホルモン療法を受けるサバイバーへの関わり　179 ／ E. ピアサポート活動への関わり　179 ／ F. おわりに　180

🍀 サポーティブケアにおける関わり　　　　　　　中村めぐみ　182

A. サポーティブケアとは　182 ／ B. サポーティブケアの実際　183

3章　薬剤師　187
河野友昭

A. がんチーム医療における薬剤師の役割　187 ／ B. サバイバーシップの各ステージにおける薬剤師の関わり　188

4章　ソーシャルワーカー　193
神田美佳

A. 米国で生まれ，日本では理解されにくいソーシャルワーカー　193 ／ B. 今，ソーシャルワーカーがなすべきこと　194

5章　理学療法士　198
高倉保幸

A. 一般的な理学療法士の役割　198 ／ B. 理学療法士に対するがんに関する教育システム　198 ／ C. がんサバイバーに対する理学療法のあり方　199

6章　作業療法士　203
島﨑寛将

A. 作業療法士の専門性（作業療法士は何を支援できるのか）　203 ／ B. 作業療法士が関わるべき時期と場所　204 ／ C. 病期別にみた作業療法士の役割　204 ／ D. 今後のリハビリテーション（作業療法士）に期待されること　208

4編　患者，家族とともに発展するサバイバーシップ　209

1章　患者として　210

患者として（その1）　桜井なおみ　210
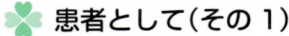
A. サバイバーシップとの出会い　210 ／ B. 患者・家族にとってのサバイバーシップ　210 ／ C. 病院内，学会，社会におけるサバイバーシップ　211 ／ D. サバイバーシップの未来　213

患者として（その2）　小嶋修一　214
A.「がんサバイバー」となって四半世紀　214 ／ B. 男性ホルモンがゼロに……　214 ／ C.「がんサバイバー」に救われる　215 ／ D. パートナーにも支えられ　216 ／ E.「がんになってよかった」　217

2章　患者会として　　　　　　　　　　　　　　　　　　　218
天野慎介

A. 自団体での経験から　218　／　B. 各地の患者団体と医療機関の連携　219　／　C. 社会的な痛みの軽減に向けて　220

3章　患者，家族をサポートする NPO として　　　　　222
樋口明子

A. 治癒率が向上したからこその新たな課題　222　／　B. 長期にわたるサバイバーシップ　223　／　C. 小児がんにおけるサバイバーシップの主体者　223　／　D. 求められる社会制度の整備　224　／　E. サバイバー自身がすること　224　／　F. 親も含めた小児がん経験者の自立支援システム　225　／　G. 小児がんのサバイバーシップを推進していくために　226

索引　229

①編

がんサバイバーシップの歴史と発展

1 米国におけるがんサバイバーシップの歴史

A 米国のがんの状況

　現在，米国には 1,200 万人のがんサバイバーがいる。これは人口の 5％に当たり，合理的にこれに対処していかなければならないということからサバイバーシップは始まった。

　現在，がんは非常に増えてきている。世界中で新規症例は毎年 1,240 万人と言われている。そのうち 760 万人が亡くなっており，それは全死亡率の 12％に相当する（国際がん研究機関「世界のがん報告」2008 年）。

　米国についてみてみると，主要死因の第 1 位は心疾患であるが（61 万 6,067 人），第 2 位はがんが占めており，2007 年の統計では 56 万 2,875 人ががんで亡くなっている。

表 1-1　米国における推定がん患者数（2010 年）*

男性　789,620 人		女性　739,940 人	
がん生涯リスク：2 人に 1 人		がん生涯リスク：3 人に 1 人	
前立腺	28％	乳房	28％
肺・気管支	15％	肺・気管支	14％
大腸・直腸	9％	大腸・直腸	10％
膀胱	7％	子宮体部	6％
皮膚メラノーマ	5％	甲状腺	5％
非ホジキンリンパ腫	4％	非ホジキンリンパ腫	4％
腎臓・腎盂	4％	皮膚メラノーマ	4％
白血病	3％	腎臓・腎盂	3％
口腔	3％	卵巣	3％
膵臓	3％	膵臓	3％
その他	19％	その他	23％

＊　皮膚基底細胞がんと扁平上皮細胞がんおよび上皮内がん（膀胱を除く）は除く〔米国癌協会（2010 年）〕。

1章 米国におけるがんサバイバーシップの歴史

2010年の米国における種類別推定がん患者の内訳は表1-1のとおりである。男性では，前立腺がんが極めて多く，次いで肺・気管支，大腸・直腸などであり，女性の場合は，乳がん，肺・気管支，大腸・直腸となっている。一方，日本においては，男性は肺・気管支，胃，肝臓，女性は胃，肺・気管支，結腸となっており，乳がんは第5位であるから，米国とは事情が異なっているようである。

1930年から2007年までのがんによる死亡率の変化について概観すると，男性では，肺・気管支のがんが増えてきているが，胃がんは減少している。また，大腸・直腸，前立腺がんの死亡率は一定だったが，近年徐々に減少している。他のがんは治療について抵抗力が強いのか，あまり変わりはないようである。女性については，肺・気管支がんが増えているのは喫煙と関係しているものと思われる。

B 米国のがんサバイバー

表1-2は，米国における5年相対生存率を見たものである。がん治療の効果が上がるようになってきているということがよくわかる。つまり米国では，2/3以上のがん体験者が5年以上生存しているということになる。これはよいニュースではあるが，その人たちにこれからどのように対応していく

表1-2 米国における5年相対生存率（%）＊（1975〜2004年）

部位	1975〜1977	1984〜1986	1996〜2004
全部位	50	54	66
乳房（女性）	75	79	89
大腸	52	59	65
白血病	35	42	51
肺，気管支	13	13	16
皮膚メラノーマ	82	87	92
非ホジキンリンパ腫	48	53	65
卵巣	37	40	46
膵臓	3	3	5
前立腺	69	76	99
直腸	49	57	67
膀胱	74	78	81

＊ 2005年までのフォローされた患者における5年相対生存率
Source：Surveillance, Epidemiology, and End Results Program, 1975-2005, Division of Cancer Control Population Sciences, National Cancer Institute, 2008.

かということが私たちにとっての新しい課題になっている。

　米国では，図1-1に見るように1971年以降，効果的な治療の出現と，スクリーニングによって早期発見が可能となった。それによって2006年にはがんサバイバーは1,200万人に上り，現在ではその数はもっと増えていると思われる。

　図1-2はがんと診断されてからの年数を示す。最初の5年間のがんサバ

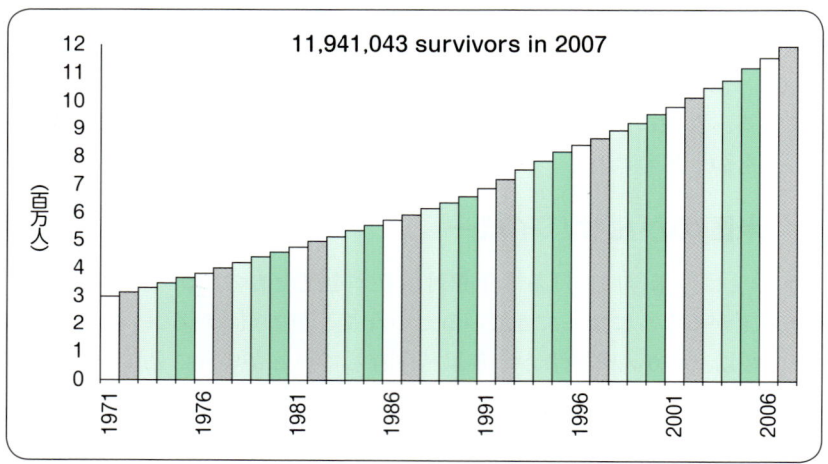

図1-1　米国のがんサバイバー（推移）

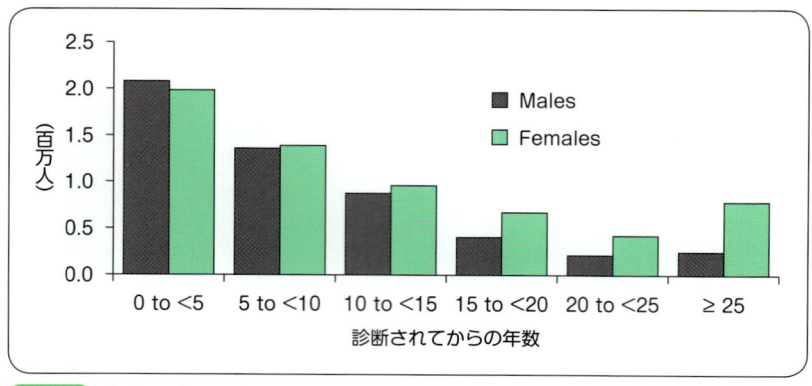

図1-2　米国のがんサバイバー（診断されてからの年数）

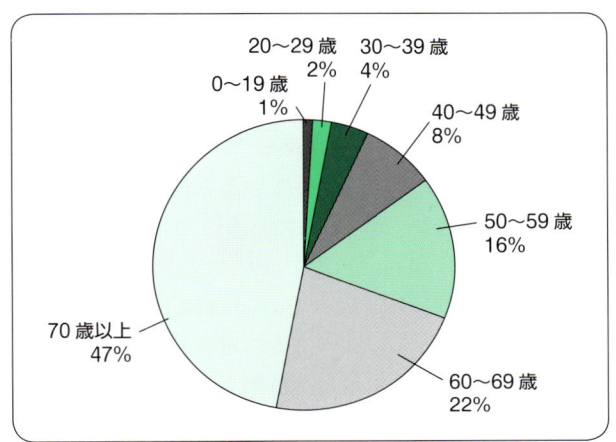

図 1-3 米国でがんと診断されて生存している推定人数と年齢
(浸潤性/最初の原発症例のみ, N＝生存者 1,170 万人)

イバーが多いのは当然といえるが, 25 年間もサバイブしている人もいる。また, 一般的に女性のサバイバーのほうが多いということがわかる。

　図 1-3 は, がんサバイバーを年代別に見たものであるが, 70 歳以上のサバイバーが増えてきていることがわかる。日本でも同様かもしれないが, 米国では 65 歳以上のがんサバイバーが 61％を占めており, 2050 年までには 2 倍になるとされている。また, 20～64 歳の人が 38％となっており, この人たちは一般に勤労している年齢の人たちである。若い年代のがんサバイバーは長期間がんと付き合うことになるが, 特に小児がんサバイバーは成長とともにさまざまな局面を向かえ, 極めて難しい問題を抱えることになると思われる。

C 歴史的背景

　長い間, がんサバイバーは存在していたが, 最近はその数が増えてきた。統計的に見ても, 経年的に幾何級数的にサバイバーが増えていることがわかる。そのためにも治療の効用をどのように最大化・最適化していくかということが大切になってくる。米国には政策決定者である政府, あるいはヘルス

ケアを担当する人たちなどをはじめ，がんサバイバーに関わるいくつものグループがあり，今後何をすべきなのかについて話し合っている。

　がんサバイバーとは一体何を指すのかというように，がんサバイバーという言い方さえも物議をかもしたことがあった。「がんサバイバーなどと言われたらかなわない」「自分は一人の生きている人間なのだから，がんサバイバーなどとは言われたくない」という人たちもいた。

　そのような経過を経て，現在，米国ではがんサバイバーという呼び方が定着してきた。NCIのOffice of Cancer Survivorship（国立がん研究所がんサバイバーシップ）では，1996年に次のように定義した。

　「がんサバイバーとは，当人ががんと診断された時から，生涯がんサバイバーと考えられる。また，サバイバーシップ体験の影響を受ける親族，友人，介護者もがんサバイバーに含まれる」

　極めて幅広く定義されている。

D　サバイバー管理の目標

　サバイバー管理の目標は，治療効果を最適化すること，そしてサバイバーシップの質と生存期間を最大限にするということで，具体的には下記の4つが挙げられる。

　①再発疾患の早期発見
　②二次原発がんの予防と発見
　③治療後副作用の監視
　④患者と家族への支援提供

（Lewis E. Foxhall）

2 米国におけるがんサバイバーシップの発展

A がんサバイバーのニーズ

まず，がんサバイバーのニーズが何なのかをはっきりと把握することが大事である。ニーズがまだ満たされていないのであれば，どのようにそれらを拾い上げていくのかということも大事である。

L. Poll ががんサバイバーに聞いた治療後の悩みに関する調査によると，図1-4 で示すとおり，「サバイバーのニーズが満たされていない」と感じているがんサバイバーの 70％は，「腫瘍専門医のほうに必要性を話す気持ちがな

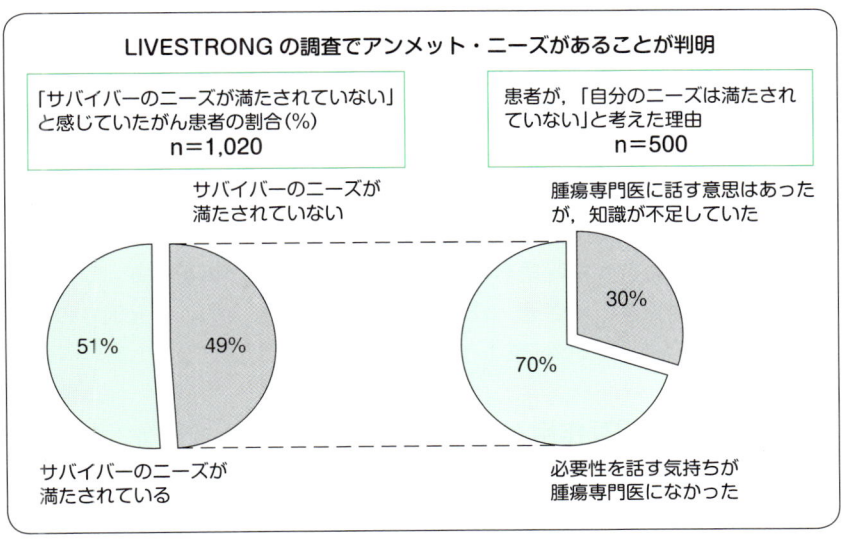

図1-4　サバイバーに聞いた治療後の悩み

かった」と答えており，つまり腫瘍専門医が患者のニーズを満たしていなかったということになる。

　さまざまな患者がいるし，それぞれの患者のもつ悩みも違う。また，同じ疾患であっても，ステージによって放射線治療，外科的介入，化学療法などと変わってくる。短期的のみならず，長期的にもこのような患者への対応をきちんと考えていかなければならない。このようにいろいろな悩みや問題を取り上げていく対策が必要になってくる。

　二次がんを発症するケースには特に注意が必要である。20歳くらいまでの若年層に関しては，二次がんを発症する可能性が高く，30歳くらいまでの人たちにも二次がんの発症があり得る。また，人生の後期に発症するがんは生命に与える影響が大きくなり，さまざまな介入をしていくことになる。必ずしも治療中もしくは治療直後というわけではないが，さまざまな後遺症がつづくケースもある。

B　がんサバイバーの健康リスク

　がんサバイバーが遭遇するリスクの第一は再発である。二次原発がんについても，時間の経過が長くなればなるほど増えてくる。

　化学療法，放射線，外科的介入による副作用の問題もあり，がん専門病院であってもがんだけを診ていればよいというものではない。高血圧，糖尿病など他の疾患をあわせもっている患者もおり，患者のニーズをどのように満たしていくかということが大事になってくる。

1　晩期および長期副作用

　治療を開始した時から晩期および長期副作用の問題が出現する。これらの問題が職場復帰を難しくさせ，日常生活においても社会的にも元通りの状態に戻るのを難しくしている(表1-3)。

2　身体機能の相互作用と心理的晩期副作用(図1-5)

　がんと診断されるとその時点でがん患者との間には壁ができてしまったようになり，なかなかコミュニケーションがうまくいかなくなることがある。しかし，患者が受け入れられるやり方とテンポに合わせて，一度だけでな

表1-3 晩期および長期副作用

長期副作用：積極治療時に出現し，5年を超えて継続する
・脱力，無感覚，または疼痛を伴うニューロパチー
・疲労，認知困難，性的機能不全
・仕事復帰への機能的困難性
・身体的および社会的活動の制限
・うつ，不安

晩期副作用：治療時には存在しないか同定されない
・筋骨格系の合併症
・晩発性疲労
・心・血管系合併症
・甲状腺機能低下
・心的外傷後ストレス症候群（PTSD）
・うつ，不安

(Stein KD, et al：Physical and psychological long-term and late effects of cancer. Cancer 112：2577-2592, 2008)

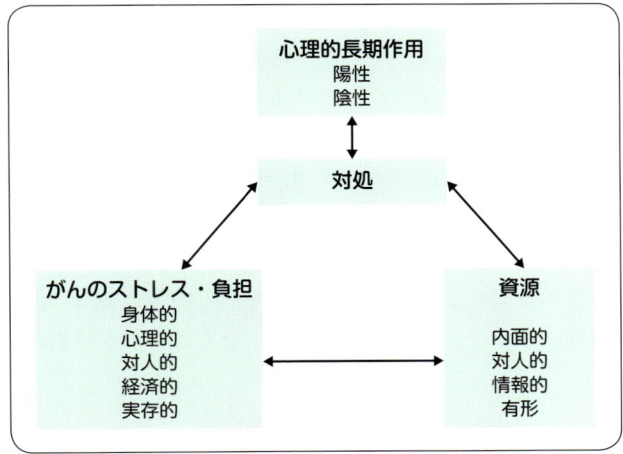

図1-5 がんサバイバーの心理的晩期副作用
(Stein KD, et al：Physical and psychological long-term and late effects of cancer. Cancer 112：2577-2592, 2008)

く，継続的に情報を提供していく必要がある。

　個人の経済的な負担も問題であるし，また，実存的な問題もあり，簡単なプロセスではないが，心理的晩期副作用に関連してくるのでこのようなこと

にすべて気を配っていかなければならない。

3 二次原発がん（SPC）

　二次原発がんとして比較的多いのが，結腸・直腸，肺，乳房，前立腺などのがんで，特に注意は払う必要がある。これらはがんサバイバーの人数増加に伴い発症率も増加している。

　二次原発がんには3つの発がん経路がある。1つは一般的環境要因によるもので，例えばたばこやHPV（ヒトパピローマウイルス）であり，2つ目は一般的遺伝経路によるもので，*BRCA*や*HNPCC*である。3つ目は治療による医原性作用がある。同じ臓器であっても，まずある1つの臓器ががんになり，そして数年後にまた別の臓器部分にがんが発生するというケースもあり得る。したがって，1人で乳がん，直腸がん，あるいは大腸がんを発症するということも必ずしも例外ではないということになる。特に若い世代では，例えば放射線治療をして，そこがさらに二次的なリスクにつながって新たながんを発症するというようなケースもあり得る。

　20～30代にマントル／胸部照射治療を受けたホジキンリンパ腫の体験者には乳がんのリスクが高くなっており，化学療法は，血液系腫瘍（白血病かリンパ腫）のリスクが比較的高くなっている。また，ホルモン療法ではタモキシフェンが子宮がんのリスクを高めるということもある。がんサバイバーは，このような治療によるリスクにもさらされていくということになり，きちんとした診断とサポートが長期的に必要になる。それが早期発見にもつながる。

C ケアの展開

1 ケアの調整

　米国ではケアの調整に当たって多くの課題が出ている。つまり，誰がサバイバーへのケアを行うのかということである。多くの場合，比較的うまくいっているが，断片化されていたり，医療制度の中でつながりがうまくいっていないということもある。一般に腫瘍専門医とプライマリケア医がケアを提供するが，Cheuning他の調査によると，「健康維持，検診，予防医療を常に行っている」という腫瘍専門医は31％で，自らの役割を認識していない

プライマリケア医や腫瘍専門医が多いという指摘もあり，医療従事者は，1人の患者に関して同じ情報を共有していないという情報もあり，このようなケアを調整することによって，一貫したサービスを行っていくことが必要である。

また，プライマリケア医や腫瘍専門医はきちんと経過観察を提供していく必要があるが，その役割を十分に認識していないプライマリケア医や腫瘍専門医が多いのも実情である。またがん検診や予防衛生などについても，両者によって十分なケアがカバーされているかというと，必ずしもそうでないこともあり，そのようなところをきちんと網羅していくことが望まれる。

米国全般およびMDアンダーソンでは，医学的リスクのレベルによって図 1-6 のようなグループ分けをして，それぞれの層ごとに対策を考えている。

第3層は，再発のリスクが高く，また活動性の無痛性/管理されている病状，そして後遺症のリスクが非常に高い集中化学療法/放射線療法/幹細胞移植(SCT)を受けている場合である。血液系腫瘍の場合には時期やステージによって管理されている症状が変わってくるというケースもある。また，第2層に該当するグループは，必ずしも深刻ではないとしても，合併症がある

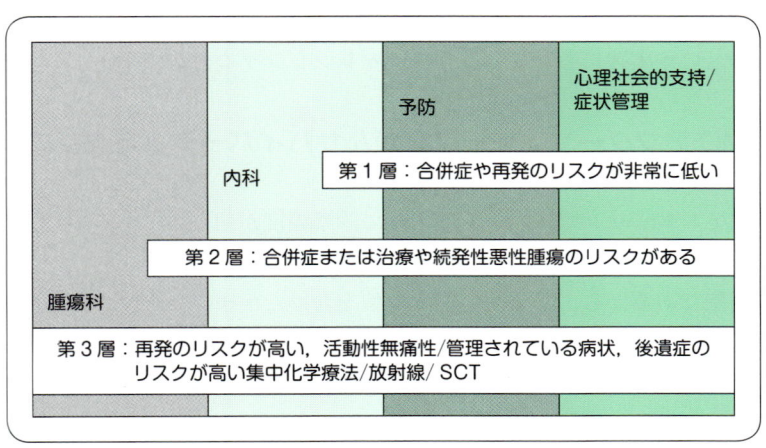

図 1-6　サバイバーの医学的リスク層

ことによって，ある程度の治療が必要であり，また続発性のリスクが多少あるというものである。第1層の場合には，合併症や再発リスクが非常に低いグループである。

2 ケアの実践モデル

モデルとしては5つのケースがある。

1つ目は腫瘍科が主体となるケースで，乳がん，結腸・直腸がん，泌尿・生殖器がんなどのように，疾患に焦点を当てるものがこれにあたる。

2つ目は，患者ごとに異なってくる治療ベースのプログラムである。造血系であったり，細胞移植系であったりということでも大きく変わってくる。

3つ目は，包括的な独立型プログラムである。これは必ずしもある特定の疾患に焦点を当てるのではなく，包括的な形で，例えば小児科というようなタイプでモデルをつくるというケースになる。

4つ目は，地域ベースで行うケアの実践モデルで，家庭医や内科医の診察を受け，サバイバータイプによっても変わってくるので，さまざまな疾患タイプのがんサーサバイバーが対象となる。

そして5つ目はシェアードケアである。これは腫瘍専門機関とプライマリケア提供機関が互いにシェアしあうものである。がんサバイバーが，がんセンターで診察を受け，その後，地域プライマリケア提供機関を受診するという場合に，2つのグループをいかにつないでいくか，共有していくことができるかという実践においては非常にチャレンジングな分野である。

3 MDアンダーソンにおけるがんサバイバーシップクリニックの展開

MDアンダーソンでは，対象によって診察頻度が変わってくるので，地域サービスを提供する側とのつながりも重要である。MDアンダーソンはがん専門病院であるから，基本的な臨床数値を含めたデータシステムに基づいたサバイバーシップに関するプランを作っている。そこにはいつ患者を診察し，その際にはどのようなリソースが必要かというようなことも包含されている。

また，この分野では総合的なケアも重要になってくる。ナーシングケアな

のか，社会的なサポートなのか，栄養学的なサポートなのか，その他プライマリなリソースがある場合にはこれをどのように調整していけば患者にとって適切であるかということを考える。

クリニックでは2万2,000人のがんサバイバーを定期的に診察している。定期的にアポイントメントをとることによって，がんサバイバーがその腫瘍科の専門医と面談ができるようになっており，場合によっては，その都度必要なケアを受けることができる。サバイバーシップがなぜ必要であるのか，そして患者にとってサバイバーシップがなぜ重要なのかということをきちんと医師側，そして患者側も認識することが重要になる。

当初，多くの医師にこの考えを訴えたところ，非常に大きな抵抗があった。例えば，自分たちのところから患者が奪われてしまうのではないか，そして，サバイバーシップクリニックのほうに引っ張られていってしまうのではないかというような不安があったからである。しかし，スタート時には賛成しなかった医師も，このような試みがうまくいって，何年にもわたって患者の治療にもよい傾向がみられることがわかってからは支援的になってきた。

まず，なぜこのような形をとる必要があるのかを理解してもらうために，よく説明していくことが必要である。そして地域の医師のサポートサービスを提供する人たちの声をきちんと聞き，地域も含めたうえでケアの提供者や医療従事者になぜこれが必要かということを理解してもらうことが重要である。

何年にもわたって同じ医師の診察を受けている患者は，医師を変えたくないという場合もあるだろう。ある1人の医師に10年，15年と長年診てもらっているような場合には，ここで医師を変えるようにといっても納得しないこともある。

患者が急性期から次の段階に入る場合には，サバイバーシップケアに入るということ，そしてこれは前へ進むステップであるということを表明するために，私たちは「サバイバーシップ賞」として表彰をすることにした。「がんセンターからサバイバーシップへの移行，おめでとうございます」という言葉を添えて渡すようにしている(図1-7)。

また，患者教育のためのPRもいくつか行っている。この中で重要なの

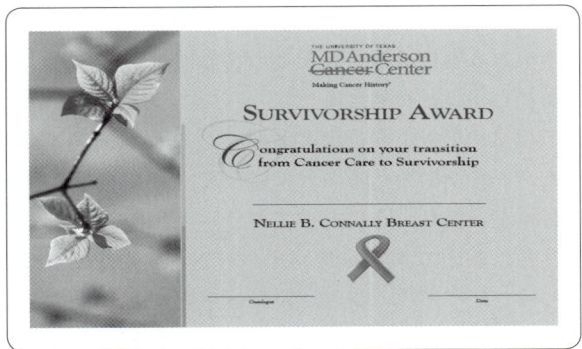

図1-7 「サバイバーシップ賞」で表彰

は，サバイバーシップケアといった場合，何が包含されるべきかということである。まず，情報が患者側にきちんと到達していなければならない。それは患者が受けたがん治療の内容や，心理・社会学な問題などである。また，治療経過や合併症，それが顕著化した場合などにも記されることになる。

D 管理のためのガイドライン

1 乳がん

　女性のがんサバイバーの43%は乳がんが占めており，200万人以上と言われている。乳がんのがんサバイバーは，①毎月，乳房を自己検査すること，②毎年，残存乳房組織のマンモグラフィーをとること，③最初の3年間は3〜6か月ごとに，次の2年間は6〜12か月ごとに，その後は毎年，診察の経過観察を続けることの3点が重要である。他のいろいろな検査を受けたからといって，リスクに差が出ることはないということがわかっている。したがって，骨スキャン，CT，MRI，PET，CXR，腫瘍マーカーなどの検査を受けることは推奨していない。

　医師は患者にゆっくり話す時間がないので，看護師から「今どういうことが起こっているのか」を理解できるように説明することが大切である。乳がんのサバイバーについては，①再発の場合はほとんどが5年以内である，②体重減少があったり，咳の持続があったり，胸にしこりがあるように思うと

表1-4 乳がんの部位別転移性疾患の症状

肝臓
　例：食欲不振，嘔気・嘔吐(N/V)，腹部痛
肺
　例：咳，息切れ(SOB)，喀血
骨
　例：骨痛，特に夜間
脳
　例：頭痛の増強，神経学的症状

か，あるいはアデノパシーなどの非特異的症状などが見られる場合は，再発の可能性があるから，看護師はこの点に注意を払ってほしい。乳がんの部位別転移性疾患の症状は表1-4のとおりであり，このような症状については評価する必要がある。

　二次原発部位については，①同一または他の乳房，②結腸・直腸，③卵巣にがんのリスクが高まる。この相関関係は重要であり，定期的なスクリーニングが推奨される。

　補助タモキシフェン療法やアロマターゼ阻害薬には，骨量が減少するなどのリスクがあるので注意が必要である。タモキシフェン療法の副作用の管理には難しい点があり，エストロゲンの枯渇症状，ほてり，寝汗，腟分泌物などの副作用があるので使わないという人もいる。大豆製品を避けるということも推奨されている。酵素CYP2D6はタモキシフェンが活性代謝物エンドキシフェンに変換されるのに必須のものであり，うつ症状を緩和するためにSSRIを使うとこの酵素の働きを阻害していることがある。最近の2つの研究では相反する結果を報告しているが，酵素CYP2D6とSSRIの関係については依然，議論が続いているところである。

　身体的・心理的，および社会的合併症の問題点を監視していくことが必要である。それには，①上肢リンパ浮腫，誘発閉経，骨粗鬆症，神経学的認知変化，②性欲，疲労，うつ，③社会的問題（家族と仕事への影響，保険）などが起こってくる可能性がある。サバイバーすべてに起こるわけではないが，このような問題が起こり得るという知識が必要である。例えば誘発閉経は，化学療法後および卵巣摘出後に生じることがある。また，ホルモン補充療法は乳がんサバイバーには乳がんと肺がんリスクがあると言われており，一般

的には推奨されていない。

　乳がんの10%は遺伝による可能性があるとされており，これらの症例の80～90%は*BRCA1*および*BRCA2*に関連していると言われている。もし*BRCA*のキャリアであるか，その疑いが高いということであれば，推奨されるのは家族員の管理にも働きかけることが必要である。

2 ● 結腸・直腸がん

　米国では男女あわせて100万人以上のサバイバーがおり，①診察および経過観察を3か月ごとに2年間，それ以後は6か月ごとに3～5年間は継続すること，②CEAテストは2年間は3か月ごとに，それ以後3～5年間は6か月ごとに受けること，③腹部および骨盤CTは年1回3年間は受けること，④光学的結腸鏡検査は1年後（ただし治療前に実施していない場合は6か月後），3年後，それ以後は5年ごとに受けることが必要である。

　頻繁に診断すること，肝パネル，CXR，CEA，CT，MRIおよび超音波検査は生存率を改善する可能性はあるが，どのような検査をどのような頻度で行うのがよいかについては未確定である。例えばCEA値が上昇するようなことがあれば，CTやPET，光学的直腸鏡検査などによって評価をしていくことになる。

　結腸がんの部位別転移性疾患の症状は表1-5のとおりである。

　二次原発部位としては，結腸の異時性病変（最初のがんの時にははっきりしていなかったのが時間差によって出てくることがある），乳房，卵巣，前立腺となっている。

　他の問題としては，①身体的・心理的，および社会的問題，②放射線およ

表1-5　結腸がんの部位別転移性疾患の症状

肝
　　例：食欲不振，嘔気・嘔吐（N/V），腹部痛
肺
　　例：咳，息切れ（SOB），喀血
骨
　　例：骨痛，通常背部，股関節，骨盤，特に夜間
脳
　　例：頭痛の増強，神経性脆弱症候群

び外科的合併症がある。放射線治療後には，下痢，失禁，癒着，放射線直腸炎についてもモニタリングが必要である。他にもオストミー関連の問題があるかもしれないし，ボディイメージや性欲の問題についても一時的もしくは恒久的な問題があるかもしれない。これらは個人差が大きいため，患者から積極的に話す内容ではなく，こちらから聞いていく必要がある。

結腸・直腸がんの症例のうち 20％ は家族に既往歴があると言われており，特に 60 歳未満で罹患している親族が 1 人，または年齢を問わず罹患した親族が 2 人以上いる場合は注意深く観察する必要がある。また，家族員に関してもできるだけ早くスクリーニングを始めることが推奨される。例えば親族内に最少罹患年齢よりも 10 年前か，もしくは 40 歳で検診を受けることが推奨されている。

家族性腺腫性ポリポーシス（FAP），遺伝性非ポリポーシス結腸直腸がん（HNPCC）も遺伝子変異によるものだが，特に FAP についてはステロイドを使ったりする。

3 ● 前立腺がん

米国では 170 万人以上の前立腺がんのサバイバーがいるが，前立腺特異抗原（PSA）検査を 6 か月ごとに 5 年間続け，それ以後は毎年受けること，直腸診（DRE）は毎年受けることが推奨されている。

前立腺がんの二次原発部位としては，膀胱がんが放射線療法によって起こることがあるということ，またリンパ腫，腎臓，直腸と言われている。

前立腺がんのリスクは罹患親族数に関連し，近い親族で乳がん，卵巣がんの人がいれば，遺伝的なリスクが増大すると考えられる。

55 歳未満で診断されると，この遺伝的リスクが高いと考えられる。さらに第 3 度近親者以内に何人かが診断されているか，そのうち 2 人が 55 歳未満で診断された場合，さらにその可能性が大きい。その場合，40 歳で検診を受け始めることが推奨される。

合併症としては尿失禁，勃起不全が頻繁に見られ，特に根治的前立腺切除（PR）の場合は，30％ の人はパットを使用するようになる。

ホルモン療法を行うと骨粗鬆症が生じることが考えられる。

E おわりに

　がんサバイバーシップは新しい分野であり，新しい発想のものである。これは日本でも同じような状況ではないかと思う。この分野はよりよいケアを患者に提供していくために，またそこには複数のアプローチがあるという意味でも，今後ますます大切な分野になってくると思う。アプローチの方法が複数あることのメリットは，患者にオプションを提供することができることである。

　サバイバーシップケアでは以下の5点が重要視されている。1つは疾病のサーベイランス，2つはリスクの低減と早期発見，3つは長期・晩期合併症のモニタリング，4つは心理・社会的機能，5つはケアの調整である。これらによって，患者は最大限のメリットが享受できるというのがベースになっている。その成果は，がんサバイバーとしてできるだけ長く生きてもらうことであるということである。

※第1編1，2章については，2011年7月に開催された一般財団法人ライフ・プランニング・センター国際フォーラム『がん医療　The Next Step ―わが国における「キャンサーサバイバーシップ」を考える』におけるFoxhall氏の講演をもとに作成した。

(Lewis E. Foxhall)

文献

1) Cheung WY, et al：Comparisons of patient and physician expectations for cancer survivorship care. J Clin Oncol 27：2489-2495, 2009

3 わが国のがんサバイバーシップはどう展開してきたか—小児がんを例に

　小児がんの治療成績向上に伴い，サバイバーの晩期合併症が問題になってきている[1]。最近の小児がんの5年寛解生存率は，小児急性リンパ性白血病（以下 ALL）では約80〜90％，他の固形がんでも平均すると約60〜90％にも及ぶ。図1-8に示したように，1960〜70年代からこの治療成績の向上が始まったが，この問題の重要性に最初に気づいたのは，1960年代から治療成績が向上したホジキンリンパ腫（Meadows AT ら）とウィルムス腫瘍（D'Angio GJ ら）の研究者たちであった[1]。

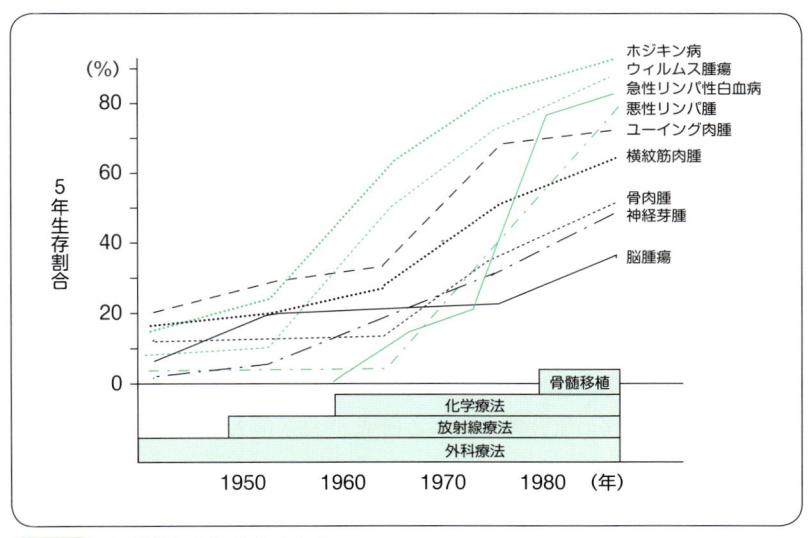

図1-8　小児がんの治癒率の変化

A 世界的な研究の展開

　The Late Effect Study Group などのいくつかの小中規模の横断研究やコホート研究はすでに見られていたが，1975 年に小児がんの治療毒性に関する大きな会議が米国で開催された。小児がん経験者の長期的な問題に関するエビデンス集積で最も重要なのは，1994 年に始まった北米 Childhood Cancer Survivor Study（CCSS）と英国 British Childhood Cancer Survivor Study（BCCSS）の両コホート研究である[2]。約 2 万人の対象者を元に 5〜30 年を超えるデータを解析して，前者ではきょうだいを比較対照集団として小児がん治療終了後の合併症・予後の実態に関して多くの事実を明らかにしてきた。

　2004 年にはそれらのエビデンスを元にして，Children's Oncology Group（COG）が長期フォローアップ（FU）ガイドライン第 1 版を作成し，現在は 2007 年第 3 版が公開されている[3]。ほぼ同時期に英国スコットランドから，SIGN（Scottish Intercollegiate Guidelines Network）のガイドラインと Children's Cancer and Leukaemia Group（CCLG）がガイドラインを，2012 年にはオランダがガイドラインを作成している。現在，欧州では EU を基盤とした PanCare グループの活動が盛んになってきており，統一したガイドライン策定の動きがある[4]。

　造血細胞移植に関しても，いくつかのコホート研究の結果が出され，それらの結果を元に 2006 年（2012 年に改訂）に欧米の主な移植グループによる移植後の長期 FU スクリーニングと予防に関する推奨ガイドラインが出版された[5]。

B 日本での初期の展開

　日本の晩期障害に関する研究は，厚生省研究班を中心に，1981〜1984 年の「小児悪性腫瘍の長期生存因子と長期生存例における晩期障害に関する研究」（国立がんセンター伊勢班），1986〜1989 年の厚生省心身障害研究「小児期白血病患者の生存の質改善に関する研究」（日本医大植田班）が行われた。

　それらの研究の中で，治療成績向上の著しかった ALL における予防的頭蓋照射による内分泌/中枢神経障害が高率であることがわかり，全身治療の改善とメソトレキセート大量療法や髄注の多用によって，予防照射線量の減

量・中止を目指す方向性が明確となった。またアンスラサイクリン系抗がん剤の慢性心毒性や造血細胞移植の晩期合併症，エトポシドの二次性白血病などの問題が明らかになってきた。また輸血によるB型・C型肝炎の問題，種々の二次がん症例，不妊の問題などが明らかにされてきた。ただ，この時代はまだ治療成績の向上のほうが優先課題であり，晩期障害を考慮しつつも，グループ研究の関心は5年 Event Free Survival の改善にひたすら邁進していた。

C 長期フォローアップ(FU)

2003年第44回小児血液学会総会で「長期FUシステムの構築に向けて」と題するシンポジウムが開催された。本邦における長期FU外来の先駆者である石本浩市先生と成育医療センターの恒松由記子先生の司会で，その際に筆者は「グループスタディの立場から」という演題名で発表した[6]が，このシンポジウムは小児がん経験者の長期FUが重要であるというコンセンサスが学会内で芽生えるきっかけになった。

その後，日本小児白血病リンパ腫研究グループ(以下 JPLSG)では2005年4月に長期FU委員会を組織することとなり，この委員会を中心として小児がんの長期FUに関する議論が一挙に進むことになった。本委員会の活動を表1-6 にまとめたが，約10年にわたり「小児がん(血液腫瘍)に対する標準治療・診断確立のための研究」(堀部班)の補助を受けながら，以下に示す種々の厚労省研究班活動に繋がり，さらに発展することとなった。

特に2006年から始まった厚労省がん助成金「小児がん克服者のQOLと予後の把握及びその追跡システムの確立に関する研究」(岡村・石田班)では，

表1-6 長期フォローアップ委員会の活動内容

1. 治療サマリー・フォローアップ手帳の作成と普及
2. 教育：病気の説明と長期フォローアップが必要な理由を説明するツールを開発，患者本人への教育，コメディカル，学校教師への教育ツールを開発
3. 広報—ホームページでの活動内容の周知，ガイドラインのパブリックコメント募集，教育ツールの公開
4. 長期フォローアップガイドラインの作成
5. QOL調査研究の策定と実施—東大QOL研究センターと共同
6. 疾患別治療研究委員会との共同研究

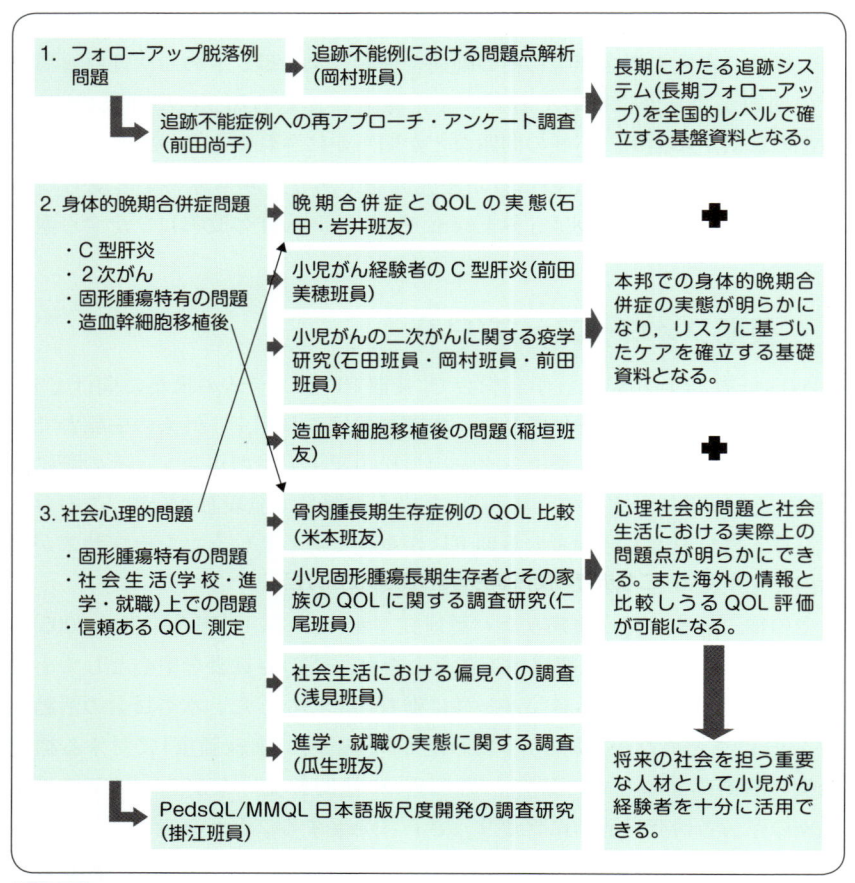

図 1-9 厚労省がん助成金研究班のテーマ(岡村・石田班)

1. フォローアップ脱落例問題	→ 追跡不能例における問題点解析(岡村班員) → 追跡不能症例への再アプローチ・アンケート調査(前田尚子)	長期にわたる追跡システム(長期フォローアップ)を全国的レベルで確立する基盤資料となる。
2. 身体的晩期合併症問題 ・C 型肝炎 ・2 次がん ・固形腫瘍特有の問題 ・造血幹細胞移植後	→ 晩期合併症と QOL の実態(石田・岩井班友) → 小児がん経験者の C 型肝炎(前田美穂班員) → 小児がんの二次がんに関する疫学研究(石田班員・岡村班員・前田班員) → 造血幹細胞移植後の問題(稲垣班友)	本邦での身体的晩期合併症の実態が明らかになり、リスクに基づいたケアを確立する基礎資料となる。
3. 社会心理的問題 ・固形腫瘍特有の問題 ・社会生活(学校・進学・就職)上での問題 ・信頼ある QOL 測定	→ 骨肉腫長期生存症例の QOL 比較(米本班友) → 小児固形腫瘍長期生存者とその家族の QOL に関する調査研究(仁尾班員) → 社会生活における偏見への調査(浅見班員) → 進学・就職の実態に関する調査(瓜生班友) → PedsQL/MMQL 日本語版尺度開発の調査研究(掛江班員)	心理社会的問題と社会生活における実際上の問題点が明らかにできる。また海外の情報と比較しうる QOL 評価が可能になる。 将来の社会を担う重要な人材として小児がん経験者を十分に活用できる。

初めて本格的な全国調査が行われ、日本でも CCSS が報告しているような問題が同じように存在することが確認された[7]。その際の分担研究者のテーマを図 1-9 にまとめた。その他に主なものとしては、厚生労働科学研究費補助金(がん臨床研究事業)「小児がん治療患者の長期フォローアップ体制整備に関する研究」(藤本班)、同「小児がんの罹患数把握および晩期合併症・二次がんの実態把握のための長期フォローアップセンター構築に関する研

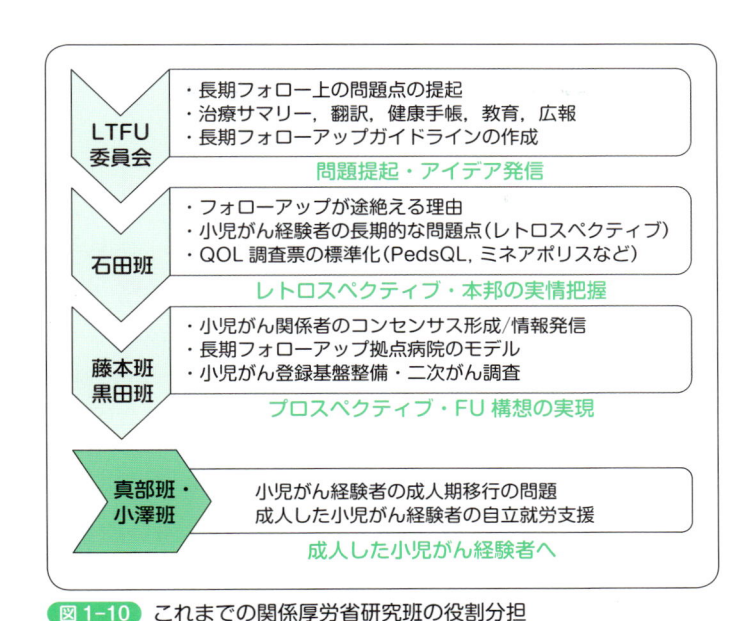

3章 わが国のがんサバイバーシップはどう展開してきたか

```
┌─────────────────────────────────────────────────────┐
│  LTFU      ・長期フォロー上の問題点の提起              │
│  委員会    ・治療サマリー，翻訳，健康手帳，教育，広報  │
│            ・長期フォローアップガイドラインの作成       │
│                   問題提起・アイデア発信              │
│                                                     │
│  石田班    ・フォローアップが途絶える理由              │
│            ・小児がん経験者の長期的な問題点（レトロスペクティブ）│
│            ・QOL調査票の標準化（PedsQL，ミネアポリスなど）│
│                   レトロスペクティブ・本邦の実情把握   │
│                                                     │
│  藤本班    ・小児がん関係者のコンセンサス形成/情報発信 │
│  黒田班    ・長期フォローアップ拠点病院のモデル        │
│            ・小児がん登録基盤整備・二次がん調査        │
│                   プロスペクティブ・FU 構想の実現     │
│                                                     │
│  真部班・  小児がん経験者の成人期移行の問題            │
│  小澤班    成人した小児がん経験者の自立就労支援        │
│                   成人した小児がん経験者へ            │
└─────────────────────────────────────────────────────┘
```

図 1-10 これまでの関係厚労省研究班の役割分担

究」（黒田班），同「働き盛りや子育て世代のがん患者やがん経験者，小児がんの患者を持つ家族の支援の在り方についての研究」（真部班）での小児がん経験者の成人期移行の問題，同「がん診療におけるチャイルドサポート」（小澤班）の分担研究（小児がん経験者の自立・就労実態調査と支援システムの構築，情報発信）などがあり，図 1-10 に示したような役割分担のもとに小児がん長期 FU に関わっていった。

また日本小児内分泌学会では CCS 委員会（初代委員長は横谷進先生）を立ち上げていただき，いち早く「医師向けの内分泌長期 FU ガイド」を公開していただいた。2013 年 12 月に JPLSG 長期 FU 委員会でも，全体のガイドラインを完成（リーダー：前田美穂先生）したが，疾患別を基本としているところが特徴であり，その他に簡単な治療法別，症状別の説明を加え，2～3 年に 1 回の改訂を視野に入れ，全国で同じ方向性をもった小児がん経験者の長期 FU が可能となるようなガイドラインを目指している。日本造血細胞移植学会では，成人移植医と協力して本邦の移植後 FU ガイドラインも作成中で

ある。

D 国際的な交流と小児がん経験者の動向

　2010年からは国際的なコンセンサスを得る目的でFUガイドラインの統一調和の流れが続いている。日本も参加し，すでに乳がんスクリーニング・心毒性に関してはコンセンサスが得られ，今後は不妊などについて協議していく予定になっている。他に毎年欧州と米国で交代に，小児がん晩期合併症に関するシンポジウムが開催されており，長期FU委員会のメンバーを中心に毎回日本からも演題を出し，PanCareというEUグループの会議とともに参加して情報交換を続けている[4]。また毎年国際小児腫瘍学会(SIOP)の際には，がんの子どもを守る会が親の団体，経験者は小児がんサバイバーの会議に参加して，国際交流が続けられている。

　小児がんサバイバーの長期FUの重要性を，患者・家族に周知するのに，大きな役割を果たしたのが，がんの子どもを守る会本部・支部会での講演会，広報誌「のぞみ」での情報や日本小児血液・がん学会や小児科学会でのシンポジウム開催である。マスコミの取材などもあり，徐々に治療終了後もFUを継続することの意義が周知されたように思う。

　一方，経験者自身の動きとしては，1993年にがんの子どもを守る会の患児自身の会としてフェロートゥモローが発足した。「自分たち自身の問題を，自分たちで解決しよう」と，治療を終了したメンバーたちが協力し合いながら活動を進めており，全国各地に支部や他の経験者グループができている。その中でもMN(みんななかま)プロジェクトは，2008年には第13回国際神経芽腫学会に合わせて千葉で小児がん公開国際シンポジウムを開催し，世界の小児がんサバイバーとの交流を深めた。また2012年には全国小児がん経験者大会を横浜で開催し，「横浜宣言」を出すなど，経験者仲間で自分の問題を考え，小児がんに対する正しい認識を社会に広めることなどの活動をしている[8]。

〔石田也寸志〕

文献

1) JPLSG 長期フォローアップ委員会（監訳）：小児がん経験者の長期フォローアップ．日本医学館，2008
2) Hawkins MM, et al：Importance of clinical and epidemiological research in defining the long-term clinical care of pediatric cancer survivors. Pediatr Blood Cancer 46：174-178, 2006
3) Nunez SB, et al：Risk-based Health Monitoring of Childhood Cancer Survivors：A Report from the Children's Oncology Group. Curr Oncol Rep 9：440-452, 2007
4) Rowland JH, et al：Cancer survivorship research in Europe and the United States：Where have we been, where are we going, and what can we learn from each other? Cancer 119 Suppl 11：2094-2108, 2013
5) Majhail NS, et al：Recommended screening and preventive practices for long-term survivors after hematopoietic cell transplantation. Biol Blood Marrow Transplant 18：348-371, 2012
6) 石田也寸志：長期フォローアップシステムの構築に向けて―グループスタディの立場から．日本小児血液学会誌 18：91-96, 2004
7) 石田也寸志：小児がん経験者の晩期合併症および Quality of Life（QOL）に関する横断的研究．小児外科 43：1234-1237, 2011
8) 石田也寸志，前田美穂（編）：よくわかる小児がん経験者のために―よりよい生活の質（QOL）を求めて．医薬ジャーナル社，2011

②編

がんサバイバーシップの実践

1 身体的問題

🍀 二次性発がん

A はじめに

　がんの診断・治療法・支持療法の向上により，長期生存するがんサバイバーは増加している。この結果，2つ目，3つ目のがんが見つかることは，稀ではなくなった。National Cancer Institute（NCI）の疫学調査 Surveillance, Epidemiology, and End Result（SEER）によると，新規に診断されるがん患者のうち，10％以上が重複がんであった。二次性発がんは，化学療法や放射線治療の晩期障害のひとつである。さらに，遺伝素因，喫煙やアルコール多飲などのリスクファクターが関与する（図2-1）。代表的ながん種と報告さ

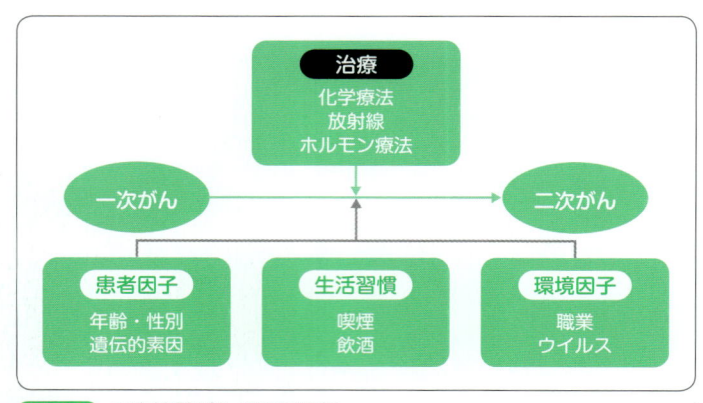

図2-1　二次性発がんの因果関係

表 2-1 代表的ながん種と二次がん

一次がん	リスク増加が報告されている二次がん
ホジキンリンパ腫	白血病，乳がん，肺がん，頭頸部がん，食道がん，胃がん，膵がん，大腸/直腸がん，腎がん，甲状腺がん，脳腫瘍，骨/軟部組織腫瘍，婦人科がん，悪性黒色腫
精巣がん	白血病，肺がん，悪性中皮腫，甲状腺がん，食道がん，胃がん，膵がん，大腸/直腸がん，腎がん，膀胱がん，骨/軟部組織腫瘍，悪性黒色腫
乳がん	白血病，対側乳がん，肺がん，食道がん，軟部組織腫瘍
子宮頸がん	膀胱がん，腎がん，直腸がん，卵巣がん，子宮体がん
前立腺がん	大腸/直腸がん，膀胱がん，軟部組織腫瘍

れている二次がんを示す(表 2-1)。原則，放射線の照射野に近い臓器のがんの危険度が増大する。

　医療者は二次性発がんのリスクを正しく理解し，適切な患者教育を行う必要がある。検査はやればやるだけ効果が上がるというものではない。検査結果の偽陽性，被曝などの侵襲，患者の不安，経済的な問題もある。

　本項では，ホジキンリンパ腫，精巣がん，乳がんを中心に概説する。

B　ホジキンリンパ腫と二次がん

1　ホジキンリンパ腫の治療

　現在では，ホジキンリンパ腫は 80% 以上が根治可能であり，二次性発がんや心毒性，肺障害などの晩期障害が重大な問題である。このため，歴史的に二次性発がんについての研究，報告が最も盛んである。白血病の発症は 5〜9 年後，固形がんの発症は 10 年以上後に多い。ホジキンリンパ腫の患者の死因は，最初の 14 年間はホジキンリンパ腫そのものが多いが，18 年を超えると二次性発がんによる死亡がホジキンリンパ腫による死亡を超える。

　早期ホジキンリンパ腫に対して，かつては，拡大照射野放射線治療である全リンパ節照射または全リンパ領域から骨盤部を除いた部分へ照射する亜全リンパ節照射(subtotal lymphoid irradiation：STLI)が行われていた。しかし，二次性発がんと心毒性の問題から，治療効果を維持しながら照射野を狭める治療法の研究が進んだ。

　また，化学療法についても臨床試験が重ねられた。1960 年代に開発され

たマスターゲン，オンコビン，プロカルバジン，プレドニゾン（MOPP）療法はマスターゲンとプロカルバジンという2種類のアルキル化剤を含むレジメンであり，著効した。しかし，MOPP療法は15年間における急性白血病発症率が10％と非常に高いことが判明した。特に6サイクルを超えて行っている患者では非常にリスクが高く，放射線治療単独の20〜60倍，6サイクル以下の3〜5倍のリスクと報告され，問題視された。その後，開発されたアドリアマイシン，ブレオマイシン，ビンブラスチン，ダカルバジン（ABVD）療法はMOPP療法よりも治療効果が高く，晩期障害が少ないことがわかり，標準療法になった。

現在では，早期ホジキンリンパ腫には化学療法（ABVD療法）後に放射線の領域照射（病変があったリンパ節領域のみを限定して照射）を行うのが標準治療である。進行したホジキンリンパ腫では，化学療法が標準治療である。ABVD療法以外にも，マスターゲン，ビンブラスチン，ビンクリスチン，ブレオマイシン，エトポシド，プレドニゾン（Stanford V）やブレオマイシン，エトポシド，アドリアマイシン，シクロホスファミド（BEACOPP）といった新しいレジメンが開発されている。これらの新しいレジメンについても，晩期障害の研究が進められている。

2 ホジキンリンパ腫と二次性白血病

ホジキンリンパ腫の治療後，二次性白血病を合併した場合は，非常に予後不良であり，生存の中央値は1年未満である。

二次性白血病と最も関連のある抗がん剤はアルキル化剤（シクロホスファミド，メルファラン）とトポイソメラーゼⅡ阻害薬（アドリアマイシン，エトポシド他）である。これらの薬剤と急性骨髄性白血病の関連はよく示されている。アルキル化剤による白血病とトポイソメラーゼ阻害薬による白血病は異なる特徴がある（表2-2）。現在の標準治療であるABVD療法では，15年の急性骨髄性白血病の発症率は1％以下と十分に低下している。

ホジキンリンパ腫において，放射線治療単独での白血病リスクは一般と有意差はなく，化学療法に放射線を併用しても白血病リスクの上乗せはないという報告がある一方，化学療法に放射線を併用するとリスクが上乗せされるという報告もある。照射野や線量により白血病リスクが増加することを示し

表2-2 アルキル化剤とトポイソメラーゼⅡ阻害薬による二次性白血病の特徴

	潜伏期	発症様式	関連する染色体異常
アルキル化剤	5～7年	2/3がMDSを経て発症する	5番染色体，7番染色体の全てあるいは部分的な欠失
トポイソメラーゼⅡ阻害薬	1～3年	MDSを経ずに発症する	11q23，22q22

た報告もある。

　予後良好な染色体をもつ二次性白血病については急性骨髄性白血病に準じた強力化学療法の適応になるが，生存延長に寄与できるかはperformance status（PS）を見きわめたうえでの判断が必要である。それ以外では同種造血幹細胞移植が唯一生存期間を延長させる方法である。予後不良な染色体をもち，高齢であったりPSが不良である場合は，緩和ケアに徹する場合もある。

3 ● ホジキンリンパ腫と非ホジキンリンパ腫

　ホジキンリンパ腫の後に非ホジキンリンパ腫のリスクが増加することが知られている。15年のフォローアップで発症率1.6％と報告されている。データが限られてはいるが，予後は新規発症と同等であり，適切な治療により治癒する症例もある。組織型はびまん性大細胞型B細胞性リンパ腫が最も多い。

　ホジキンリンパ腫の組織型によってリスクが異なり，結節性リンパ球優位型が最も高リスクであることが示されてきた。ホジキンリンパ腫の治療と非ホジキンリンパ腫の関連性は不明である。

4 ● ホジキンリンパ腫と二次性の固形がん

a）ホジキンリンパ腫と二次性肺がん

　アルキル化剤による化学療法，放射線治療はいずれも二次性肺がんのリスク因子である。放射線の線量依存性に肺がんのリスクは増加する。英国のコホート試験では，ホジキンリンパ腫の患者が肺がんを発症する相対リスクは，化学療法後で3.3倍，放射線治療後で2.9倍，併用すると4.3倍であった。

ホジキンリンパ腫治療後に肺がんを発症した患者は，*de novo* の肺がんを発症した患者に比べ，予後不良であることが症例対照研究により指摘されている。二次性肺がんのバイオロジーが，*de novo* 肺がんと比べ，アグレッシブである可能性が指摘されている。

米国の National Lung Screening Trial(NLST)では，低線量 CT による肺がん検診により，胸部 X 線と比較し，現在および元へビースモーカーの肺がん死亡率が 20％低減して話題となった。ホジキンリンパ腫治療後の患者における低線量 CT 検診の役割は明らかではなく，ルーチンの使用はすすめられないが，症例によっては選択肢になるだろう。

b）ホジキンリンパ腫と二次性乳がん

女性のホジキンリンパ腫のサバイバーでは，二次がんの中で乳がんと診断される頻度が最も高い。30 歳未満でホジキンリンパ腫の治療を受けて，40 歳以上まで生存した女性では，乳がんの相対リスクは一般の女性と比較して 6 倍以上と報告されている。ホジキンリンパ腫の治療時の年齢が若く，40 Gy 以上の放射線照射，マントル照射がハイリスクである。

ホジキンリンパ腫治療後の二次性乳がんは，若年発症かつ両側性の割合が高い。あるコホート試験では，両側乳がんの頻度は，ホジキンリンパ腫治療後の二次性乳がんの女性では 6％，ホジキンリンパ腫の既往がない女性の乳がんでは 2％であった。

一般的に，ホジキンリンパ腫治療後に二次性乳がんを発症した女性は，*de novo* の乳がんを発症した女性と比較して予後不良である。ホジキンリンパ腫治療後の二次性乳がんは，*de novo* の乳がんとバイオロジーが異なり悪性度が高い可能性が指摘されている。ホジキンリンパ腫の放射線治療後の二次性乳がんではヘテロ接合性の喪失やマイクロサテライト変異を高頻度に認めたとの報告もある。

閉経前の若い女性は乳腺が発達しており(dense breast)，マンモグラフィー検査の感度が低いことが指摘されている。以前より，American Cancer Society のガイドラインでは，エキスパートオピニオンに基づき，胸部放射線治療後などのハイリスク症例の検診では，マンモグラフィーと MRI を併用することを推奨してきた。最近の前向き試験で，ホジキンリンパ腫治療後 8 年以上経過したサバイバーに年 1 回のマンモグラフィーと乳房造影

MRIを行ったところ，乳がん診断における感度はマンモグラフィーで68％，MRIで67％と有意差はなく（これは意外な結果であった），併用すると感度は94％に上昇することが示された．これは，ガイドラインを裏付けるデータである．

C 乳がんと二次がん

1 乳がんの治療

　乳がんでは，手術，放射線，薬物療法による集学的治療が行われる．がんの性質（ホルモン感受性やHER2発現状況，組織学的悪性度など）により治療方針が異なるのが，特色である．乳がんの治療に用いられる薬は，ホルモン療法，化学療法，分子標的療法がある．化学療法のkey drugはアンスラサイクリン系抗がん剤（エピルビシン，アドリアマイシン）とタキサン系抗がん剤（パクリタキセル，ドセタキセル）であり，分子標的療法のkey drugはトラスツズマブである．

　手術可能な乳がんは治癒率が高く，全がんサバイバーの約20％を乳がんの女性が占めるとされる．転移・再発乳がんは治癒は稀（約3％）であるが，がんのbiologyや転移の部位によっては非常に穏やかな経過をたどることもあり，5年以上の長期サバイバーも稀ではない．

2 乳がんと二次性の固形がん

a）対側乳がん

　乳がんサバイバーでは対側乳がんのリスクは2～5倍に増加する．

　米国の単施設において，一方の乳房にがんが見つかり，予防的に対側乳房も切除した患者を対象とし，対側にもがんが発生するリスクを予測するために役立つ臨床病理学的因子が分析された．結果，対側乳がんの独立した危険因子として，①乳がんリスク推定モデルであるGailモデルによる5年発症率が1.67％以上，②最初に見つかった乳がんが浸潤性小葉がん，③がんが見つかった乳房に腫瘍が複数存在，が挙げられた．Gailモデルは主に乳がんではない女性に用いられる乳がんリスク予測モデルで，年齢，初潮年齢，それまでに受けた乳房生検の回数と結果，初産年齢，第一度近親者の中の乳がん患者の数に基づいて，5年間に浸潤性乳がんリスクを推定する．1.67％以上

がハイリスクと判定される。乳がん診断時の年齢が50歳以上，がんが見つかった乳房には中～高リスクの組織異常も存在，という2つの条件は，がんリスクが中～高を示す異常が対側乳房に存在することを予測した。エストロゲン受容体の発現，プロゲステロン受容体の発現，人種については，対側乳がんの間に有意な関係は認められなかった。

その他，*BRCA1*または*BRCA2*遺伝子変異をもつ患者では，変異のない患者と比較して，それぞれ4.5倍，3.4倍と対側乳がんのリスクが高い。

乳がんの放射線治療が対側乳がんのリスクに関係しているかについては，議論がある。米国のケースコントロール研究によれば，全体としては照射の有無と対側乳がんの頻度に有意な関係を認めなかったが，45歳未満の若年者では照射により対側乳がんの発生率が有意に上昇した（相対リスク：1.59倍）。

前治療歴により，特に薬物療法が制限される可能性があり，治療戦略は十分に練る必要がある。例えば，アドリアマイシンは累積投与量が400～500 mg/m^{2}を超えると心毒性のリスクが増大するため，それ以上は使えない。局所療法については，手術は選択肢である。また，現在標準的に行われている対向二門照射では，対側乳房にあたる線量は少なく，重複しないように計画すれば放射線治療は選択肢になる。

b）乳がんと二次性の肉腫

乳がん後の肉腫の15年累積発症率は，放射線を受けた人で1,000人あたり3.2人，放射線を受けていない人で2.3人と高くはない。乳房切除術，腋窩リンパ節郭清，放射線治療後の慢性的なリンパ浮腫に関連して患側の上肢に起こる脈管肉腫はStewart-Treves syndromeと呼ばれる。また，放射線照射は独立した肉腫のリスクファクターであり，照射野の皮膚血管肉腫が知られている。感染と間違えて診断されている症例もあり，注意が必要である。

c）乳がんと二次性の肺がん

多くの研究により，放射線治療を受けた女性では受けなかった女性と比べ肺がんが生じる可能性が約2倍に高くなることが示されている。喫煙の関連はそれほど明確に示されているわけではないが，乳房への放射線治療を受けた喫煙者において同側の肺がんリスクがさらに高まることを示す研究も存在

する。禁煙指導を行ったほうがよいだろう。

　治療は肺がんの組織型や病期によるが，使用可能な薬物に制限がある可能性がある。例えば，乳がんでパクリタキセルの使用歴があり，強い末梢神経障害が残存していれば肺がんでの再使用は難しい。乳がんの照射野にできた肺がんでは，再度の放射線治療はできない可能性がある。

d）乳がんと二次性の子宮体がん

　タモキシフェンは選択的エストロゲン受容体作動薬（selective estrogen receptor modulators：SERMs）であり，乳腺に対しては抗エストロゲン作用を示すが，子宮内膜に対してはエストロゲン作用を示す。このため，タモキシフェン内服により，子宮内膜増殖，過形成，ポリープ，子宮体がん，子宮肉腫が増加する。子宮体がんのリスクは2～3倍になるとの報告が多い。タモキシフェンによる乳がん術後補助療法のランダム化比較試験NSABP B-14において，全フォローアップ期間での子宮体がんの発症率は，タモキシフェン服用群では1,000人あたり1.6人，プラセボ内服群では1,000人あたり0.2人であった。しかし，タモキシフェン服用群では5年間の乳がんの無病生存期間はプラセボ群と比較して38%高く，子宮体がんのリスクを考慮してもメリットが上回ると判断された。

　近年報告された2つの第Ⅲ相比較試験aTTom試験，ATLAS試験では，タモキシフェンの術後補助療法を標準治療の5年間から10年間に延長することにより，乳がんの再発と乳がんの死亡リスクが減少した。両試験を統合して10年群と5年群を比較した乳がん死の解析では，10年を過ぎると25%の乳がん死減少が示された。aTTom試験では子宮体がんのリスクは，発症率が5年群で1.3%に対して10年群は2.9%，子宮内膜がん死が5年群で0.6%に対して10年群が1.1%で，いずれも10年群が有意に高かったが，乳がん死のリスク低下のベネフィットと比較すると大幅に下回った。

　このようなタモキシフェン内服による子宮体がんのリスク増加は，閉経前後で異なり，閉経前の女性では示されていない。NSABP prevention trial（P-1）において，49歳以下の女性ではタモキシフェン内服による子宮体がんの有意な増加は示されず，50歳以上ではプラセボ群と比較してリスク比4.01倍と有意に増加した。

　検査に関しては，タモキシフェン内服中の無症候例に対するスクリーニン

グの経腟エコーや子宮内膜生検は偽陽性が多く，明確なメリットは示されていない。不正性器出血や血性の帯下などの注意深い問診，患者教育が非常に重要であることは，コンセンサスが得られている。早期発見により治癒切除が可能である。

3 ● 乳がんと二次性白血病

　乳がん後の二次性白血病は，化学療法と放射線療法に関連する。乳がん術後補助療法と白血病についての症例対照研究で，アルキル化剤の化学療法と放射線療法の両方を受けなかった女性に比べて，放射線療法のみ，アルキル化剤の化学療法のみ，化学療法と放射線療法の両方を受けた女性においては，急性骨髄性白血病の相対危険度がそれぞれ2.4倍，10.0倍，17.4倍であったことが示された。メルファラン，シクロホスファミドの累積投与量，造血能のある骨髄への放射線照射量と，続発する白血病のリスクには有意な用量反応関係が認められた。現在は，メルファランは乳がんでは使われておらず，シクロホスファミドの累積投与量は現在の標準量よりずっと多いが，参考にはなるデータである。より最近では，早期乳がんの補助化学療法のランダム化試験の統合解析により，エピルビシンの累積投与量が720 mg/m^2 以下，シクロホスファミドの累積投与量が6,300 mg/m^2 以下の通常量であれば，二次性白血病（AML/MDS）の8年間の累積発症率は0.37％と少ないが，それ以上の高用量化学療法では白血病リスクが増加することが示された。

　上述した通り，二次性白血病の予後は厳しく，治療については専門家へのコンサルトが望ましい。

D　精巣がんと二次がん

1 ● 精巣がんの治療

　精巣腫瘍のうち95％を胚細胞腫瘍が占める。精巣胚細胞腫瘍は5年生存率が約95％と良好であり，若年発症例も多いため，二次性発がんが問題となっている。胚細胞腫瘍はセミノーマと非セミノーマに大別され，治療方針が異なる。セミノーマは化学療法，放射線いずれにも感受性が高く，手術，放射線，化学療法による集学的治療が行われる。転移のある進行したセミノーマであってもブレオマイシン，エトポシド，シスプラチン（BEP療法）

による導入化学療法を完遂できれば，治癒が期待できる．非セミノーマは放射線感受性は低く，化学療法や手術が行われる．

2 精巣がんと二次性の固形がん

精巣がんサバイバーにおいて，白血病，肺がん，悪性中皮腫，甲状腺がん，食道がん，胃がん，膵がん，大腸/直腸がん，腎がん，膀胱がん，骨/軟部組織腫瘍，悪性黒色腫を含むさまざまな固形腫瘍の増加が報告されてきた．

精巣がんサバイバーについて行われた国際的な大規模コホート試験において，固形腫瘍発症の相対危険度は，放射線療法のみを行った場は 2.0 倍，化学療法のみを行った場合は 1.8 倍とそれぞれ有意に増加した．化学療法と放射線療法の両方を受けた患者では相対危険度は 2.9 とやや高くなったが，その危険度はどちらか一方の治療のみを受けた患者の危険度と統計的に有意差はなかった．

3 精巣がんと二次性白血病

二次性白血病は，化学療法と放射線治療の両方に関係している．BEP 療法で使われるシスプラチン，エトポシドはいずれも白血病リスク増加に関連することが示されている．治療に関しては専門家へのコンサルテーションを必要とする．

E 生活習慣について

1 喫煙

喫煙により，二次性発がんのリスクは増加する．喫煙により二次性発がんが増加する代表例が，口腔がん・咽頭がんである．口腔がん・咽頭がん患者 1,090 人を対象とした症例対照研究では，重度の喫煙継続により，気道消化器の悪性腫瘍（口腔がん，咽頭がん，喉頭がん，食道がん，肺がん）発症のオッズ比が 4.7 倍と著明なリスク増加を認めた．27 か月の禁煙では効果は見られなかったが，5 年の禁煙によりリスクは有意に低下した．その他さまざまながん種で喫煙により二次性発がんのリスクが増大することが示されている．

二次性発がんの予防のために積極的にできることはそれほど多くはないが，禁煙は有効である。

2 ● 食事

がんになってからどのような食事をとったらよいのかは，患者にとって最大の関心事のひとつである。患者は，時に厳しい食事制限を自らに強いていることがあるため，食事内容については一度尋ねてみたほうがよい。

乳がん患者における食事と二次性発がんの関係についての報告はないが，食事と乳がん再発に関して，2つのランダム化比較試験が報告されている。1つ目の試験では，術後乳がんの患者2,437人を対象に，低脂肪食の食事指導群と食事指導をしない群にランダム割り付けが行われた。60か月後の再発率は9.8%対12.4%と，食事指導群で乳がん再発の有意な減少を認めた。脂肪エネルギー比だけではなく，体重も食事指導群のほうが約2.7 kg低かったため，体重減少の影響も考えられた。2つ目の試験では，早期乳がん患者3,088人を，野菜・果物・食物繊維を多くとり，脂肪を制限する食事指導群と食事指導をしない群にランダム割り付けが行われた。7.3年の追跡期間を行ったが，再発率は16.7%対16.9%，死亡率は10.1%対10.3%であり，有意な改善を認めなかった。2つの試験は相反する結果であった。

現時点では，がんサバイバーにおいて積極的に推奨される食事療法は存在しない。野菜，果物，食物繊維を十分にとり，脂肪をとりすぎないバランスのよい食事は推奨される。

3 ● 運動

適度な運動はがんサバイバーの倦怠感の軽減，身体機能の改善，QOLの改善に有効であることが示されており，American College of Sports Medicineはがんサバイバーの運動を推奨し，ガイドラインを作成している。

運動と二次がんの関連については，明確なデータは存在しない。しかし，特に大腸がん，乳がん，子宮体がんでは，がんの一次予防における運動の有効性が示されており，二次がんの予防にも有効なのではないかと考えられる。

F 遺伝性腫瘍

　遺伝性腫瘍では，多発がんや重複がんがしばしばみられる。例えば，遺伝性乳がん卵巣がん症候群（hereditary breast and ovarian cancer：HBOC）の患者では，片方に乳がんを発症後，対側の乳がんあるいは卵巣がんを発症する場合がある。家族歴をもつ日本の乳がん患者の約30％に*BRCA1*または*BRCA2*変異があることが報告されている。

　二次がんの背景にこのような遺伝性腫瘍がないか，家族歴を十分に聴取し，評価する必要があるだろう。

表 2-3　USPSTF によるがん検診の推奨度

	対象		推奨度
乳がん	50歳未満	ルーチンのマンモグラフィー検診は推奨しない。利益と害の観点から患者個人の価値観をよく考慮して行うかどうか検討する	C
	50～74歳女性	2年に1回のマンモグラフィー検診を推奨	B
	75歳以上	マンモグラフィー検診のエビデンスは不十分である	I
		40歳以上の女性に視触診のメリットを示す十分なエビデンスは存在しない	I
		自己検診は推奨しない	D
子宮頸がん	21歳未満	スクリーニング検査は推奨しない	D
	21～65歳女性	細胞診（パパニコロウ検査）による3年間隔の検診，あるいは，検診間隔を延ばしたい女性では細胞診とHPVテスト併用による5年間隔の検診を推奨	A
	66歳以上	スクリーニング検査は推奨しない	D
大腸がん	50～75歳	便潜血検査，S状結腸内視鏡，大腸内視鏡による検診を推奨	A
	76～85歳	スクリーニングを行うことは推奨しない。個々の患者においてスクリーニングを行うことは考慮される	C
	86歳以上	スクリーニングを行うことは推奨しない	D
前立腺がん		PSAスクリーニングは推奨しない	D

A　USPSTF が強く推奨するもの。予防サービスの利益と害の大きさのバランス（正味利益）が十分（substantial）である。
B　USPSTF が推奨するもの。正味利益が適度（moderate）である。
C　特に USPSTF として推奨をしないもの。正味利益が小さい（small）。
D　USPSTF が利益がないか，潜在的に有害であると判断したもの。
I　USPSTF としてエビデンスが不十分なもの。勧告を行うには十分なエビデンスが欠如している。

G 二次がんスクリーニングのための検診について

　American Cancer Society（ACS），American Society of Clinical Oncology（ASCO），National Comprehensive Cancer Network（NCCN），U.S. Preventive Services Task Force（USPSTF）などの各組織が，標準的ながん検診に関して，エビデンスに基づいたガイドラインを作成している（表2-3）。がんサバイバーにおける二次がんのスクリーニングのための検診については，今まで述べてきたようにデータが限られている。特に長期サバイバーでは，標準的ながん検診を行いつつ，ハイリスク臓器の検診を合わせて行う必要があるだろう。一次がんの再発のチェックに重点を置くあまり，その他のヘルスメンテナンスを忘れていることはよくある。

H おわりに

　二次がんは重大な問題ではあるが，適切ながん治療（標準治療）は，二次がんのデメリットを上回るメリットが得られる。したがって，有効性が確立した標準治療を，臨床試験以外の場面で変更したりむやみに減量するのは勧められない。特に，ホジキンリンパ腫・精巣腫瘍・乳がん（補助療法）は治癒を目指す場合が多く，十分な治療を行うべきである。

　二次がんの診断は，がんサバイバーにとって最も辛い出来事のひとつである。医療者は十分な知識をもって，患者教育や適切な検診を行う必要がある。

（酒井　瞳・勝俣範之）

文献

1) Wood ME, et al：Second malignant neoplasms：assessment and strategies for risk reduction. J Clin Oncol 30：3734-3745, 2012
2) Delwail V, et al：Fifteen-year secondary leukaemia risk observed in 761 patients with Hodgkin's disease prospectively treated by MOPP or ABVD chemotherapy plus high-dose irradiation. Br J Haematol 118：189-194, 2002
3) Ng AK, et al：Second malignancy after Hodgkin disease treated with radiation therapy with or without chemotherapy：long-term risks and risk factors. Blood

100：1989-1996, 2002
4) Elkin EB, et al：Characteristics and outcomes of breast cancer in women with and without a history of radiation for Hodgkin's lymphoma：a multi-institutional, matched cohort study. J Clin Oncol 29：2466-2473, 2011
5) Ng AK, et al：Prospective study of the efficacy of breast magnetic resonance imaging and mammographic screening in survivors of Hodgkin lymphoma. J Clin Oncol 31：2282-2288, 2013
6) Schaapveld M, et al：Risk of new primary nonbreast cancers after breast cancer treatment：a Dutch population-based study. J Clin Oncol 26：1239-1246, 2008
7) Yi M, et al：Predictors of contralateral breast cancer in patients with unilateral breast cancer undergoing contralateral prophylactic mastectomy.Cancer 115：962-971, 2009
8) Kaufman EL, et al：Effect of breast cancer radiotherapy and cigarette smoking on risk of second primary lung cancer. J Clin Oncol 26：392-398, 2008
9) Gerber B, et al：Effects of adjuvant tamoxifen on the endometrium in postmenopausal women with breast cancer：a prospective long-term study using transvaginal ultrasound. J Clin Oncol 18：3464-3470, 2000
10) Praga C, et al：Risk of acute myeloid leukemia and myelodysplastic syndrome in trials of adjuvant epirubicin for early breast cancer：correlation with doses of epirubicin and cyclophosphamide. J Clin Oncol 23：4179-4191, 2005
11) Travis LB, et al：Second cancers among 40,576 testicular cancer patients：focus on long-term survivors. J Natl Cancer Inst 97：1354-1365, 2005
12) van den Belt-Dusebout AW, et al：Treatment-specific risks of second malignancies and cardiovascular disease in 5-year survivors of testicular cancer. J Clin Oncol 25：4370-4378, 2007

手術による後遺症―主に乳がんの術後について

A はじめに

　がん治療の多くの部分はいまだに外科治療によるところが大きい。
　がん細胞のみをメスにより根絶することは不可能であり，外科手術では臓器そのものあるいは周辺の臓器も含めて切除することもある。ヒトにおいてはほとんどの臓器が再生不能であるため手術による後遺障害は不可避となり，その影響は一生続く。したがって，たとえ医療者が軽微であると判断した術後障害でも，その頻度が高く長期間続く場合にはそれを重大な手術後遺症としてとらえ，その予防と治療を行うべきである。
　がんと診断された時から患者はさまざまな痛みをもつが，外科手術の障害も同じようにトータルペインに対応した術後障害をきたす。

1 身体的な術後障害

　手術は臓器を切除するもの，さらに再建を行うものに分かれる。身体的障害は切除された臓器のもっている機能，形態の欠落による障害と，手術による副損傷，あるいは再建された代用臓器の機能不全などにより惹起される。肺切除に起因する呼吸困難，消化管切除に伴う摂食ならびに消化吸収変化，喉頭切除による失声，甲状腺，卵巣全摘によるホルモン欠落，子宮全摘による不妊など枚挙に限りがない。これらを回避するために温存手術，縮小手術，術前化学療法，放射線療法などが発達してきている。

2 精神的な術後障害

　がんの診断により起こりうる精神的苦痛のうえに，外科手術に起因する副作用が精神的苦痛を増強する。ボディイメージの変化は精神的に影響を及ぼし，対人活動に変化をきたす。たとえ予定通りの手術が行われても，術後の虚脱によりうつ状態となることもある。

3 社会的な術後障害

　身体機能の欠落により従来可能であった社会活動が行いがたくなる。四肢

や頭部の手術による運動障害，神経障害，運動制限が起こる。顔面の手術では対人活動が制限されがちである。腹部の手術では摂食，排便行動が変化することにより社会活動に影響を及ぼす。

4● スピリチュアルな術後障害

外科手術はスピリチュアルペインに大きく影響を及ぼす。手術により身体的にも自立が脅かされることによりスピリチュアルペインが生じる。特に顔面の手術においては外見の変化がスピリチュアルペインに大きく影響を及ぼすと言われている。

外科手術に伴う障害は医療者から見れば当然の帰結と考えられているものもあるが，初めて手術を受ける患者からすれば思ってもみない障害で，しかも元に戻ることがなく一生続く。外科手術を行ううえで術後障害を考慮にいれ，QOLを低下させない手術を行うべきであると考える。

B 乳がん手術の変遷

乳がんの治療は全身療法としての化学療法，ホルモン療法，分子標的治療と，局所療法としての手術および放射線療法から成り立っている。乳がんの手術は原発巣を含む乳房に対する手術，領域リンパ節に対する手術，転移巣に対する手術からなる。それぞれの手術は切除する範囲が大きければ大きいほど患者に対する侵襲は大きく，術後の後遺障害の頻度は高くなる。乳がんの病態生理の理解が深まるにつれ，全身療法の進歩と相俟って手術の意義とそれに基づく手術方法は変遷を遂げてきた。

1● The bigger, the better

ハルステッドは，乳がんは局所から近位，遠位とリンパ節経由で進展し血行転移をきたすと考え，局所をできるだけ大きく切除することが治療効果の向上につながると考えた。定型的手術と言われるハルステッドの手術は皮膚を含めた全乳腺と大胸筋，小胸筋を一括切除し，領域リンパ節を郭清するもので局所再発率を減少させることができた。その後，ハルステッドの理論に基づいた拡大乳房切除術が行われたが，全生存を延長することはできなかった。一方，拡大手術による術後後遺症は甚大であったにもかかわらず顧みら

れることは少なかった。アグレッシブな外科手術のみでは，乳がんの治療としては適切でないことが明らかとなった。

2 • Less is more
　その後，フィッシャーは，乳がんは早期から全身に進展しリンパ節転移は全身転移の存在を示しているにすぎないと考え，手術，放射線，全身療法による集学的治療が重要であると提唱し，ランダム化比較試験を行った。NSABP B-04 試験[1]では臨床的腋窩転移陽性群をハルステッド手術群，全乳房切除＋放射線治療群の2群に，臨床的腋窩転移陰性群をハルステッド手術群，全乳房切除＋放射線治療群，全乳房切除＋再発時の腋窩郭清群の3群に分け生存率を検討した。この結果，腋窩照射と腋窩郭清では，生存率，無再発率に差がないことが示された。一方，局所再発率は腋窩転移陰性の3群間で差を認め放射線照射群が最も低く，腋窩郭清群，非腋窩郭清群と高くなっていた。この3群間での遠隔転移率に差は認めていない。生存率から見るとハルステッドの手術と全乳房切除は同等で，腋窩郭清を乳房切除と同時に行うことは生存の延長に寄与しないことが明らかとなった。引き続き行われた NSABP B-06 試験[2]は，全乳房切除術と乳房部分切除術および乳房部

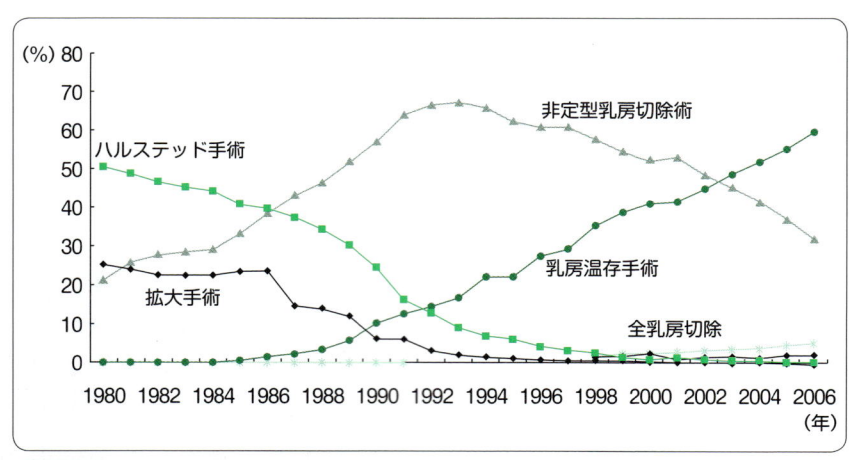

図 2-2 わが国における乳がん手術術式の変遷

(Sonoo, H, et al：Results of questionnaire survey on breast cancer surgery in Japan 2004-2006. Breast Cancer 15：3-4, 2008)

分切除術＋残存乳房照射の3群比較試験で，3群とも全生存率に差が認められなかった。乳房部分切除術＋残存乳房照射では，無再発生存率においても全乳房切除術と同等という結果が得られた。この結果，米国の国立がん研究所は1989年にステージⅠ，Ⅱの早期乳がんにおいて，適切な乳房部分切除と放射線治療を標準治療として位置づけた。日本においても乳房温存療法は1985年頃から先行的に実施され，徐々に増加し，2000年代後半にはその施行比率は乳がん全体の約60％となり，早期乳がんの標準治療となっている（図2-2）。

3 ● Far less is far more

　長きにわたり腋窩リンパ節転移の有無と個数は術後補助療法の選択に重要であると考えられていたため，腋窩郭清を回避しつつ転移を知る方法としてセンチネルリンパ節生検が導入された[3]。2cm以下の乳がん患者においてセンチネルリンパ節生検＋腋窩郭清群とセンチネルリンパ節生検群ではDFSに差を認めず，局所制御においても潜在的リンパ節転移を含むと考えられるSLNB群での局所再発は0.77％と低く，臨床的に腋窩リンパ節郭清に優位性を認めなかった。さらにセンチネルリンパ節生検のみは腋窩郭清と比して術後後遺障害を有意に減少させた。

　メタアナリシスでは，臨床的にリンパ節転移のない早期の乳がん患者において乳房温存療法を行うにあたって，腋窩郭清はセンチネルリンパ節生検に比してその生存と局所制御における優位性はほとんど認められない[4]。腋窩リンパ節郭清で，転移リンパ節を郭清しても生存は延長させることはできないことが明らかとなっている。郭清で腋窩リンパ節再発は1～3％減少させることができるが，その一方でリンパ浮腫の発生を14％増加させる（表2-4）。さらに，QOLの低下，腕の痛み，しびれも有意に腋窩郭清で増加する。

　したがって放射線治療を受ける早期の乳がん患者においては，術後後遺障害をきたす腋窩リンパ節郭清を回避できるセンチネルリンパ節生検が標準的治療戦略となる。

　センチネルリンパ節において転移が見られた場合の腋窩リンパ節郭清は行われるべきであろうか。ACOSOG Z0011試験[5]では臨床的にリンパ節を触知せず，腫瘤径5cm以下，転移陽性センチネルリンパ節転移が2個以下の

表2-4 腋窩郭清に伴う長期後遺症

	ALND群(%)	SLNB群(%)
リンパ浮腫	10〜20	5〜7
QOL低下	35	23
腕の痛み・しびれ	31	11

ALND：腋窩郭清，SLNB：センチネルリンパ節生検
(Rao R, et al：Axillary node intervention in breast cancer：a systematic review. JAMA 310：1385-1394, 2013)

患者を，腋窩郭清を引き続き行う群と行わない群の2群に分けて生存率を検討した。5年全生存率は，リンパ節郭清群で91.8％，センチネルリンパ節生検のみの群で92.5％と差がなく，疾患再発率も両群でほぼ同等であった。

この Z0011 試験ではほとんどの患者は，乳房全体への放射線治療と，全身治療（ホルモン療法，化学療法，またはその両方）を受けていた。この結果は全身療法を行えば，センチネルリンパ節生検後にたとえ少数のリンパ節転移があっても，さらにリンパ節を摘出することによる利益が増すことにはならないことを示唆している。同時に手術の負の副作用の発現率はリンパ節郭清群のほうが高く，70％に創傷感染，治癒の遅れ，疼痛が認められたのに対し，センチネルリンパ節生検のみの群では25％であった。リンパ浮腫も前者で多く報告された。

腋窩リンパ節郭清の目的の1つは腋窩のリンパ節転移個数によって術後治療方針の決定を行うことにあった。これは再発リスクの高いものに対して補助療法を行って再発を防止するという考え方によっている。しかしながら，リスクが高いことと術後補助化学療法が有効であるということは同じではない。近年，遺伝子診断の進歩により，再発リスクが原発巣によって推定できるようになってきた[6]。今後は遺伝子診断により，予後と治療反応性の予測が可能になると考えられ，リンパ節郭清の治療法決定への意義はますます少なくなってくると考えられる。

C 乳がん手術の術後後遺症

乳がんの手術を受けた後，最も重大な障害は不安であると言われている。精神的な苦痛に対しては多職種による多角的な支援が求められ，さらに，自

分自身がストレスをコントロールできるようになることが必要である。身体的な障害として主なものは，以下のリンパ浮腫と疼痛である。

1 リンパ浮腫[7]

　リンパ浮腫は組織間にタンパク質の豊富な体液が貯留する病態である。リンパ液が貯留した部位は腫脹をきたし，そのために痛み，重さ，だるさ，締め付け感があり，日常の運動機能や細かな動きが阻害される。日常生活におけるQOLは有意に低下する。腫脹をきたすことにより，疾病のことが常に意識され，怒り，抑うつを引き起こす。

　リンパ浮腫の診断はさまざまな方法によって行われる。診断方法によりその感度が異なり，報告されるリンパ浮腫の頻度も異なってくる。報告された診断方法とそれによるリンパ浮腫の頻度を示すと，シンチグラフィ(5.0%)，電気生理学的インピーダンス測定(15.9%)，症状から見た自己診断(12.5%)，医療者による臨床診断(12.6%)，周囲測定(14.8%)，ペロメーター(16.4%)，自己診断による腫脹(20.4%)，上記の方法を併用した診断(28.2%)，であった。メタアナリシスを行うと，リンパ浮腫の頻度は16.6%，前向き研究に限ると21.4%であった。以上をあわせ判断すると，乳がん患者の約5人に1人はリンパ浮腫を経験することになる。

　リンパ浮腫の発現は時期によっても異なり，術後2年間はその頻度が次第に上昇し，その後減少に転ずることが明らかとなっている。

　リンパ浮腫のリスク因子は，腋窩リンパ節郭清，郭清リンパ節の数，全乳房切除と肥満である。腋窩リンパ節郭清を行うとリンパ浮腫の頻度は，センチネルリンパ節生検を行った群に比べ，4倍となる。

　これらのことから，身体の障害をきたし精神的抑圧をきたすリンパ浮腫を減らすためには，リンパ浮腫のリスク因子を知り，予防と治療を行うことが必要である。具体的には不必要な手術を回避し体重をコントロールすることが重要となる。

　リンパ浮腫の治療としては，従来より複合的治療が有効であるとされてきた。複合的治療とは，①弾性着衣や，弾性包帯による圧迫療法，②運動療法，③用手的リンパドレナージ，④スキンケアを適宜組み合わせる治療法をいう。用手マッサージの有効性については有効性に議論のあるところであ

る[8]。Dayesらはリンパ浮腫のある患者を2群に分け，用手マッサージの効果を検討した[9]。弾性着衣を12時間つける群をコントロールとし，週5日計4週間専門家による用手マッサージを1時間行った後，23時間圧迫包帯をつける実験群に分け，その効果を0，2，6，12，24週後に検討した。マッサージ群では29.0%，コントロール群では22.6%の体積減少が得られたが，2群間で統計学的に有意差を認めなかった。両群において治療開始後3週で効果が得られるが，その後は改善があまりみられていない。コストと時間的拘束を考えると，用手マッサージは従来の弾性着衣に比して有用性がないと結論づけている。

リンパ浮腫の成因が次第に明らかにされるにつれ，VEGF-Cなどの分子標的薬による治療の可能性が示されている。リンパ浮腫が長期に続くことによるリンパ管肉腫の発生が報告されていることにも注意すべきである。

有効な治療法が見いだせない現状では，リンパ浮腫を惹起する手術を回避することが最も重要なことであると考える。

2 • 乳房切除後疼痛症候群
post mastectomy pain syndrome (PMPS)

乳がん術後に20〜68%の患者にPMPSがみられる[10]。わが国においては，厚生労働省の研究班の実施した乳がん手術後の慢性的な痛みに関するアンケートで，術後9年で約21%の患者がPMPSとみられる慢性疼痛を有することが明らかとなっている。はっきりした原因は不明であるが，腋窩あるいは胸壁の神経の障害による神経原性の神経障害性疼痛であると考えられている。痛みはしばしば腋窩，肩，腕，胸壁にみられる。PMPSの痛みは神経原性疼痛の特徴である焼けるような痛みやピリピリした痛み，重だるい痛みが特徴である。他の神経原性疼痛と同じく，その治療はしばしば困難である。近年の検討によればその予後は従来考えられていたよりも良好で，その頻度も減少している。PMPSは術直後から数か月後に発症し年余にわたって続く。痛みの原因の1つとして神経腫の発生があるが，これは限局した圧痛点を示し，外科的切除で治癒可能である。

PMPSのリスク因子として，若年，肋間上腕神経近傍の郭清，腋窩郭清がある。特に腋窩郭清は乳がん術後の慢性疼痛の重要な原因と考えられる。

センチネルリンパ節生検の導入により腋窩郭清の頻度は減少し，腋窩郭清に比して術後後遺症が少ないことが示されている．

a）治療

通常の消炎鎮痛薬はほとんど効果がない．神経障害性疼痛の治療薬として抗うつ薬，抗てんかん薬が用いられるが，眠気，めまいなどの副作用の頻度が高い．神経障害性疼痛に効果があるとされるプレガバリンやデュロキセチンなどの薬剤の検討が待たれる．カプサイシン感受性知覚神経を介するH_2ブロッカーであるラフチジンが効果を示すとの報告がある．

b）予防

PMPSは手術により神経が障害されることにより惹起されることが推定される．手術時に神経を損傷しないこと，腋郭郭清をさけることがPMPSを予防する方策である．

PMPSにおいてもセンチネルリンパ節生検は後遺症予防においても有効な戦略である．

D おわりに

乳がん術後の後遺障害は乳がん患者の増加と長期生存が得られるようになった現在極めて重要な課題である．乳がんの生物学的特性が明らかとなり，全身療法の格段の進歩が得られた現在，後遺障害を高頻度に引き起こすアグレッシブな手術の意義を十分理解し不適切な手術，腋窩郭清を回避すべきである．リンパ浮腫，疼痛，運動機能障害などの後遺障害の治療は困難で，その頻度を最小化すべく適切な個別治療が求められている．

がんの手術による後遺障害を予防するためには手術によらない治療法の開発とともに手術の最適化が必要である．乳がん手術でみられたように「従来の常識」にとらわれて新しい概念をとり入れるのに躊躇することなく，科学的で柔軟な態度で医療の進歩をもたらす努力が必要である．

（松岡順治）

文献

1) Fisher B, et al：Twenty-five-year follow-up of a randomization trial comparing rad-

ical mastectomy, total mastectomy, total mastectomy followed by irradiation. N Engl J Med 347 : 567-575, 2002
2) Fisher B, et al : Reanalysis and results after 12 years of follow-up in a randomized clinical trial comparing total mastectomy with lumpectomy with or without irradiation in the treatment of breast cancer. N Engl J Med 333 : 1456-1461, 1995
3) Veronesi U, et al : Sentinel lymph node biopsy in breast cancer : ten-year results of a randomized controlled study. Ann Surg 251 : 595-600, 2010
4) Rao R, et al : Axillary node intervention in breast cancer : a systematic review. JAMA 310 : 1385-1394, 2013
5) Giuliano AE, et al : Axillary dissection vs. no axillary dissection in women with invasive breast cancer and sentinel node metastasis. JAMA 305 : 569-575, 2011
6) Paik S, et al : A multigene assay to predict recurrence of tamoxifen-treated, node-negative breast cancer. N Engl J Med 351 : 2817-2826, 2004
7) DiSipio T, et al : Incidence of unilateral arm lymphedema after breast cancer : a systematic review and meta-analysis. Lancet Oncol 14 : 500-515, 2013
8) Huang TW, et al : Effect of manual lymphatic drainage on breast cancer-related lymphedema : a systemic review and meta-analysis of randomized controlled trials. W J Surg Oncol 11 : 15, 2013
9) Dayes IS, et al : Randomized trial of decongestive lymphatic therapy for the treatment of Lymphedema in women with breast cancer. J Clin Oncol 31 : 3758-3763, 2013
10) Vilholm OJ, et al : The postmastectomy pain syndrome : an epidemiological study on the prevalence of chronic pain after surgery for breast cancer. Br J Cancer 99 : 604-610, 2008

がんと妊孕性

A はじめに

　近年，がん治療の進歩により，がん患者の生存率は向上し，がんを克服する患者が増加している。そのため，がんサバイバーたちのQOLについても大きな関心が寄せられており，がん治療による合併症である妊孕性の喪失や低下についても目が向けられるようになってきている。米国の大統領府がん審議会は2004年の報告書では，すべての男女および子どもの親は，がん治療によって妊孕性に影響が与えられる可能性がある場合にはそれを知らせるべきだとしている[1]。

　本項では性腺機能の喪失・低下に対しての仕組みや取り組みなどを下記の順番で述べる。
① がん治療による妊孕性の性腺機能喪失・低下のメカニズム
② 性腺機能障害の予測
③ 性腺機能の喪失・低下への対処，妊孕性温存治療

B がん治療による妊孕性喪失・低下のメカニズム

　女性の場合，性腺機能の喪失・低下は主に卵巣機能障害によって起こる。卵巣機能障害は主にさまざまな理由により卵子数が減少することによって起こるが，化学療法ではがん細胞だけではなく，卵巣内の細胞分裂を盛んに行っている卵胞の顆粒膜細胞や卵胞内の卵子が直接障害を受け卵子数が減少する場合や，卵巣の血管内皮細胞の障害や卵巣組織の線維化が起こり，ひいては卵子数が減少することにより卵巣機能障害が起こる場合がある。卵子は胎生期につくられ，出生後は年齢とともに減少していくのみであり，出生後に新たにつくられることはないため，起こった障害は永続的なものとなる。また，乳がん治療に使用されるホルモン剤であるタモキシフェンも卵巣機能障害を起こすとする報告もあるが一定ではない。化学療法やホルモン療法の結果，卵巣機能が低下し生じた無月経は化学療法誘発性無月経と称され，治療開始から1年以内に発症した3か月以上の無月経と定義される[2]。化学療法誘発性無月経後に月経が回復する場合はほとんどが化学療法施行後2年以内

に回復するが[3]，月経が再開しても，卵子数は低下しており，妊孕性が低下している可能性がある。

　卵巣への放射線照射は，卵胞の減少，卵巣皮質の線維化，萎縮などをもたらし，その結果卵巣機能を低下させる。卵胞の放射線感受性は卵胞の成熟度（原始卵胞，発育卵胞，成熟卵胞の順番で成熟し排卵する）によって異なり，発育卵胞がより感受性が高く，原始卵胞が最も低い。そのため，中等度の放射線治療では，発育卵胞が障害されたことにより一時的に無排卵状態になっても，最も放射線感受性の低い原始卵胞が成熟した時点で排卵が再開することがある。しかし，高い線量の照射や放射線照射に卵巣毒性の高い化学療法を併用して治療を行った場合には原始卵胞も影響を受け，永久的に不妊になる。また，卵子の成熟は年齢に依存することもあり，照射線量と卵巣機能障害発症の関係は年齢により異なり，成人では4～6 Gy，小児では10～20 Gyで卵巣機能障害が出現し，30歳で14.3 Gy以上の照射で97.5％に不可逆性の卵巣機能障害が起こるとされている[4]。また，放射線治療では，照射野によっては子宮にも影響を及ぼし，妊娠継続と出産に影響を及ぼす可能性がある。小児では全腹部照射（20 Gy以上）によって子宮の発育不全がみられる。子宮が瘢痕化することと子宮を取り囲んでいる血管の平滑筋の発育に影響し血流が減少することが原因とされ，妊娠期に子宮が増大することが障害され，流産・早産，早産による低出生体重児の出産の可能性があり[5]，成人で子宮に照射を行った際にも起こる可能性がある。

　女性のホルモンサイクルの維持には視床下部-下垂体-卵巣による調整が必要であり，排卵も調整されているが，視床下部-脳下垂体に照射し機能が低下した場合，排卵障害が生じ不妊症になることがある。その場合，妊娠を希望するには排卵を促すためのホルモン治療が必要となる。

　女性の場合は，年齢によってはがん治療による卵巣機能の低下の可能性が低くても，寛解し妊娠・出産が可能であると主治医が判断した時点で高齢になっている場合（特に40歳以上），自然妊娠がかなり難しい状態になっている可能性があることや，加齢による卵子の染色体異常が増加し，流産率や児の染色体異常が増加することも考慮する必要がある[6]。

　男性の場合は，悪性腫瘍そのもので精子産生の減少や運動性が低下することがある。その確率は，精巣がん患者の28％，ホジキン病患者の25％，白

血病患者の57%とするデータがある。腫瘍そのものによる場合やがんによる発熱などが原因と言われている[7]。

また精巣機能は卵巣と同様に化学療法により障害を受ける。主に精子に分化する細胞が障害を受けるが、その分化を支持するLeydig細胞も化学療法が強化された場合に障害を受け、正常な精子の形成に影響を及ぼす[8]。

放射線療法による影響は睾丸への放射線量が多くなるほど、精子産生を大きく損傷する。精子への分化過程にある分裂細胞が放射線感受性が高く障害を受けやすい[9]。前立腺がんまたは膀胱がんで前立腺や精嚢を摘出すると精液が産生されなくなり、不妊症となる[10]。また精巣がんや直腸がんなどにより後腹膜リンパ節郭清術を受けると骨盤部を支配する自律神経に損傷が起こる場合があり、交感神経系への損傷では射精障害による不妊症が起こりうる[11]。

C 性腺機能障害の予測

化学療法を受けたすべての患者が卵巣機能障害をきたすわけではない。卵巣機能障害のリスク因子として、①化学療法剤の種類、②化学療法剤の量/投与期間、③治療開始前の卵巣機能低下の程度(卵巣機能低下を示す因子：高齢、骨盤内手術歴、喫煙歴、*BRCA*遺伝子陽性？など)が挙げられる。

1 化学療法剤の種類

化学療法剤の種類によって卵巣機能障害の程度や機序は異なるが、シクロホスファミドなどのアルキル化剤が最も卵巣毒性が強い。

2 化学療法剤の量/投与期間

化学療法剤は量が多く、また投与期間が長いほど、卵巣機能障害が強くなる。

3 治療開始前の卵巣機能低下の程度

卵巣機能がすでに低下している場合はすでに卵子数が減少していると考えられ、より強く障害が出る。主に年齢の因子が強いが、その他に、骨盤内手術歴があると、手術に伴う癒着による卵巣への血流低下が起こり卵巣機能が

低下している可能性がある。また喫煙は卵子数を低下させることは明らかにされている。*BRCA* 遺伝子に関しては，陽性の場合，閉経年齢が早いとするデータがあり，陰性の場合と比較して卵巣機能低下が早いと考えられるが，化学療法誘発性無月経とは関係ないとする報告もあり，見解は一定ではない[12),13)]。

主に上記3要素から治療前に化学療法後の卵巣機能障害をある程度は予測することが可能ではある(図2-3, 表2-5)。

放射線による卵巣機能障害は前述のように，①卵巣への照射線量，②治療開始前の卵巣機能低下の程度(卵巣機能低下を示す因子：高齢，骨盤内手術歴，喫煙歴，*BRCA* 陽性など)で，やはりある程度予測ができる。

男性の場合，化学療法剤による精巣機能障害のリスクは，①化学療法剤の種類，②化学療法剤の使用期間/量，③多剤併用療法がある。がん発症前の精子数の減少と運動率の低下の程度からは予測は難しいとされている。①に関しては女性同様でアルキル化剤が障害を起こしやすい。多剤併用療法の精巣への影響は相加効果があり(相乗効果ではない)，アルキル化剤を併用した場合に障害が強く出現し，総投与量が多いほど影響が強い。

成人男性の場合は化学療法による精子形成や精子のDNA損傷は治療終了

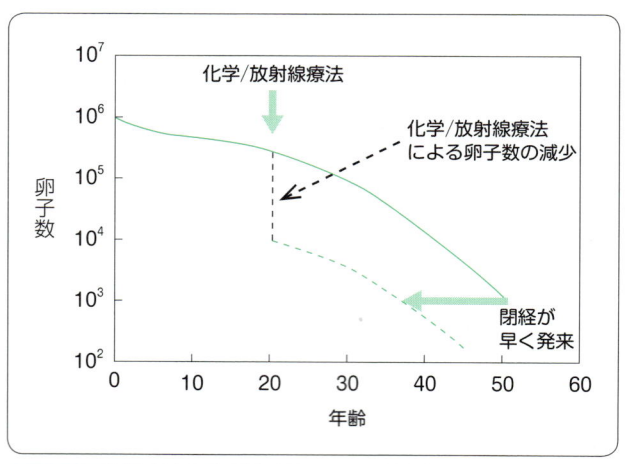

図2-3 化学療法や放射線療法による貯蔵卵子数の減少

表2-5 化学療法または放射線療法で無月経になるリスク（ASCO 2013ガイドライン改変）

	治療内容	患者および投与量などの因子	使用対象疾患
High risk (>70%)	アルキル化剤＋全身放射線照射		白血病への造血幹細胞移植の前処置、リンパ腫、骨髄腫、ユーイング肉腫、神経芽細胞腫
	アルキル化剤＋骨盤放射線照射		肉腫、卵巣がんに対して照射
	シクロホスファミド総量	5 g/m²(<40歳) 7.5 g/m²(>20歳)	乳がん、非ホジキンリンパ腫、造血幹細胞移植の前処置、絨毛がん
	プロカルバジンを含むレジメン	MOPP：>3サイクル BEACOPP：>6サイクル	ホジキンリンパ腫
	テモゾロミドまたはBCNUを含むレジメン＋全脳放射線照射		脳腫瘍
	全腹部あるいは骨盤部や腰部照射	>6 Gy(成人女性) >10 Gy(初経来後) >15 Gy(初経来前)	ウィルムス腫瘍、神経芽細胞腫、肉腫、ホジキンリンパ腫、卵巣に対して
	全脳放射線照射	>40 Gy	造血幹細胞移植
	全脳放射線照射		脳腫瘍
Intermediate risk (30~70%)	シクロホスファミド総量	5 g/m²(30~40歳)	乳がんなど
	乳がんに対するAC療法	AC療法4コース＋パクリタキセルノドセタキセルミ(<40歳)	乳がん
	FOLFOX		大腸がん
	シスプラチンを含む化学療法		子宮頸がん
	アルキル化剤以外の薬剤を含むレジメン ABVD、CHOP、COPなど白血病に対する多剤併用療法	10~15 Gy(初経来前) 5~10 Gy(初経来後)	ウィルムス腫瘍、神経芽細胞腫、脊髄腫瘍、脳腫瘍、非ホジキンリンパ腫、急性リンパ性白血病、白血病
Lower risk (<30%)	シクロホスファミドを含む乳がんに対するレジメン CMF、CEF、CAF	(<30歳)	乳がん
	アントラサイクリン系＋シタラビン		急性骨髄性白血病
	ビンクリスチンを用いた多剤併用療法		白血病、リンパ腫、乳がん、肺がん
Very low No risk	放射性ヨウ素		甲状腺がん
Unkown	モノクローナル抗体(ベバシズマブ、セツキシマブ、トラスツズマブ)		大腸がん、非小細胞肺がん、頭頸部がん、乳がん
	チロシンキナーゼ阻害剤(エルロチニブ、イマチニブ)		非小細胞肺がん、膵臓がん、慢性骨髄性白血病、消化管間質腫瘍(GIST)

注) この表は過去の文献データによるものので、患者個々の卵巣機能は考慮されていない。

後1～3年で回復することが多いが，総投与量によっては回復しない場合もある．また，小児（思春期前および思春期）の場合は成人より化学療法に対する抵抗性があると言われているが，回復までに十数年間かかったとする報告もある．精巣は前述の通り，放射線感受性が高く，0.1 Gy の照射で乏精子症，0.35 Gy の照射で無精子症となり，2 Gy を超えると不可逆性の無精子症となる．小児の場合は 7.5 Gy 以上の照射で不妊のリスクが高まると言われており，年齢と化学療法剤の量や照射線量である程度は予測ができる（表2-6）．

D 性腺機能障害への対処

女性の場合，卵子の新たな産生がないため，化学療法剤・放射線療法による卵巣機能障害がすでに起こり，閉経になっているようであれば，妊娠の可能性はない．そのため，卵子・受精卵提供が唯一の不妊治療になる．

また，無月経になっていない場合でも，月経3日目のFSH（卵胞刺激ホルモン，卵巣機能を評価するために用いられる）の値が 20 mIU/mL 以上の場合は妊娠する可能性は低い．

卵巣機能障害が起こってからの治療は限られているため，治療後の妊娠・出産の希望がある場合は，妊孕性を温存または保護する対策をとる必要がある．

化学療法剤または放射線療法による卵巣機能障害による妊孕性の消失への対策としては，受精卵保存が最も確立した方法である．また卵子保存も最近になって確立した方法となった．卵巣組織保存，性腺刺激ホルモン放出ホルモン（GnRH）アゴニストによる卵巣保護については，現在のところ研究段階の方法である．また，婦人科悪性腫瘍の場合の妊孕性温存方法はその疾患の特異性から別記する．

1 受精卵凍結保存

不妊治療のひとつである高度生殖補助医療技術（assisted reproductive technology：ART）による受精卵の凍結保存は，1983年から行われており，確立した方法となっている．

しかし，受精卵凍結保存には次のような問題点がある．

1章 身体的問題　57

表2-6 化学療法または放射線療法による精子形成に対する影響（ASCO 2013ガイドライン改変）

	治療内容	患者および投与量など因子	使用対象疾患
High risk 治療後、一般的に無精子症が遷延、持続する	アルキル化剤＋全身放射線照射		白血病への造血幹細胞移植の前処置、リンパ腫、骨髄腫、ユーイング肉腫、神経芽細胞腫
	アルキル化剤＋骨盤放射線照射		肉腫、精巣に対しての照射
	シクロホスファミド総量	<7.5 g/m²	造血幹細胞移植の前処置などの照射
	プロカルバジンを含むレジメン	MOPP：>3サイクル BEACOPP：>6サイクル	ホジキンリンパ腫
	テモゾロミドまたはBCNUを含むレジメン＋全脳放射線照射		脳腫瘍
	精巣に対する照射	>2.5 Gy（成人男性） >6 Gy（小児）	急性リンパ性白血病、肉腫、胚細胞腫瘍、非ホジキンリンパ腫、精巣にしての照射
	全身放射線照射	>40 Gy	造血幹細胞移植
	全脳放射線照射		膀胱腫瘍
Intermediate risk 治療後、無精子症が遷延することがある	シスプラチンを含むレジメン		精巣腫瘍
	BEP 2〜4サイクル		
	シスプラチン総量>400 mg/m²		
	カルボプラチンを含む化学療法>2 g/m²		
	散乱による精巣への放射線照射	1〜6 Gy	ウィルムス腫瘍、神経芽細胞腫
Lower risk 一時的な造精能低下	アルキル化剤以外の薬剤を含むレジメン	ABVD、CHOP、COPなど多剤併用療法	ホジキンリンパ腫、非ホジキンリンパ腫、白血病
	精巣に対する放射線照射	<2〜7 Gy	精巣腫瘍
	アントラサイクリン系＋シタラビン		急性骨髄性白血病
	ビンクリスチンを用いた多剤併用療法		白血病、リンパ腫、肺がん
Very low No risk 影響なし	放射性ヨウ素		甲状腺がん
	散乱による精巣への放射線照射	<2 Gy	あらゆる悪性腫瘍
Unkown	モノクローナル抗体（ベバシズマブ、セツキシマブ）		大腸がん、非小細胞肺がん、頭頸部がん
	チロキシンキナーゼ阻害剤（エルロチニブ、イマニチブ）		非小細胞肺がん、膵臓がん、慢性骨髄性白血病、消化管間質腫瘍（GIST）

①パートナーが必要である
②採卵できる時期が限られている(排卵直前)
③受精卵1個あたりの妊娠率は年齢によるが，若年女性でも30%前後であり，採卵時の年齢とともに低下する(40歳以上では10%前後)
④多くの卵子を獲得するための排卵誘発に2〜6週間の時間がかかる
⑤排卵誘発を行うことによりエストロゲンが上昇し，ホルモン感受性の悪性腫瘍(乳がんなど)には悪影響を与える可能性がある

　乳がん患者への排卵誘発時にはレトロゾールを用いて，エストロゲンの上昇を最小限にする試みが行われているが，乳がんに対する長期予後はわかっていない[14]。

2 ● 卵子凍結保存

　パートナーがいない場合は卵子凍結保存が選択肢のひとつとなる。卵子凍結保存は受精卵凍結保存より遅れて発達した方法であり，技術の安全性を確認するデータの集積が必要とされ，近年まで臨床研究で行われるべきだとするガイドラインが発表されていたが，新技術(急速凍結法)の開発により，凍結融解した卵子と新鮮卵子を用いた際の体外受精の受精率，妊娠率に差がないこと，児のリスク(先天異常など)の増大がないことが確認され，確立した方法とされた[15]。しかし，その報告の多くは卵巣機能が良好な若年女性の卵子提供によるものが多く，卵子を使用しての妊娠率7〜17%とする報告もあり，受精卵より妊娠率は低いため，既婚女性の場合は受精卵凍結保存が第一選択と考えられる。

　また，卵子凍結保存の場合も「1.受精卵凍結保存」に記した②〜⑤と同様の問題点がある。

3 ● 卵巣凍結保存

　腹腔内より片側卵巣を摘出し，細切して凍結保存を行い，悪性腫瘍治療後に妊娠を考慮した時期に融解して体内に移植をする方法である。2004年にベルギーのDonnezらが初めて生児を獲得し[16]，2013年の時点で20名以上の生児が得られているとする報告がある。月経周期と関係なく凍結保存ができ，また腹腔鏡下手術で行うことができ術後の回復が早いため，早急に悪性

腫瘍治療を始めたい場合にも行うことが可能である。がん治療後に融解した卵巣組織を対側の卵巣に移植すれば，自然妊娠も期待できる。また，採卵が困難である小児に対する卵巣凍結保存が積極的に行われるようになっており，Michaeli らによるガイドラインでは適応を 1 歳以上としている[17]。
　しかし，次のような問題がある。
　①近年開発された方法であるため，その治療成績も安全性も確立されていない
　②移植部位や自然排卵が難しく，自然妊娠が望めない場合は体外受精が必要になる
　③卵巣組織の採取と移植の際に手術が必要である
　④卵巣組織を移植する際にすでに転移していたがん（卵巣組織内の微小残存がん病巣，minimal residual disease：MRD）を一緒に移植してしまう可能性が否定できない。白血病に関しては組織所見・免疫組織化学染色で MRD が認められなかった症例の 75％で PCR 法にて染色体異常が検出されたとの報告があり[18]，血液悪性疾患では推奨されない傾向がある。適応疾患は慎重に選択する必要がある。
　⑤凍結・解凍の処置により卵子数が低下するため，すでに卵巣機能が低下している場合は卵巣機能が回復しない可能性がある
　以上，女性の妊孕性温存治療に関して述べたが，共通する問題点としては以下のものがあり，十分説明する必要がある。
　①妊娠するには高齢（30 歳代後半〜40 歳半ばまで）の患者の場合は妊孕性温存の方法を提示し，受精卵保存・卵子保存を試みても，治療前にすでに卵巣機能が低下しており，採卵できないことがしばしばある。
　②方法（受精卵保存や卵子保存の際の排卵誘発剤の使用）や合併症（採卵による合併症，卵巣摘出時の手術の合併症，排卵誘発剤の合併症）によってはがん治療が数週間延期になる可能性がある。

4 ● 卵巣保護
a）GnRH アゴニストによる卵巣保護
　GnRH アゴニストを継続的に投与すると脳下垂体からのゴナドトロピン（FSH，LH）の分泌が抑制され，その結果，卵巣内での卵胞の発育は停止す

る。成熟卵胞に比べて未熟卵胞のほうが化学療法による障害を受けにくいことから，化学療法の際にGnRHアゴニストを使って卵胞の成熟を抑制し，化学療法による卵巣の障害を最小限にする方法である。化学療法の1～2週間前から化学療法終了までGnRHアゴニストを投与する。

　少数の前方視的研究では，GnRHアゴニストは化学療法による無月経や無排卵を予防する効果が報告されているが，その後の妊娠率がはっきりしておらず卵巣保護の役割を果たしているか不明であり，否定的な報告もある。また40歳以上の患者では，GnRHアゴニストを投与することにより，投与終了後も30％に月経が回復しないという報告があり，現段階では卵巣保護目的のGnRHアゴニストの化学療法との併用は研究段階にあると言える。

b）卵巣移動

　原疾患治療時に卵巣も高線量照射されてしまう疾患（骨盤内の婦人科臓器以外の肉腫，肛門がんなど）の場合，放射線治療前に卵巣を手術で放射線照射外に移動する方法がある[19]。

c）卵巣遮蔽

　白血病などで骨髄移植の前処置の全身放射線照射（TBI）を行う際に，卵巣を金属片で遮蔽し線量を減らす方法があり，移植後早期に卵巣機能が回復することが示されている。しかし，卵巣および周囲の組織への線量が低下するため，原疾患の再発に影響する可能性があり，今後，さらなる症例の集積が求められている[20]。

5 ● 精子保存

　男性の場合は性腺機能温存の確立した方法として精子保存がある。凍結した精子を用いる場合，顕微授精（intra cytoplasmic sperm injection：ICSI，生殖補助医療のひとつ）を行う必要があり，パートナーの女性は経腟的に卵子を採取することが必要になる。

　適応は以下の場合となる。
①化学療法剤または放射線治療により精子形成が障害される
②精巣腫瘍などで精巣摘出が行われる
③膀胱がん，前立腺がん手術により精路通過障害が起こり，閉塞性無精子症になる

④大腸がん手術などにより神経障害が起こり，射精障害が起こる

　化学療法のみの場合はがん治療後に精子数や精子DNAの損傷の回復が望める場合もあるが，サバイバーの30％が無精子症で，精液の質が正常なのは33％にすぎないとする報告もあることから[21]性腺機能へ影響がある治療を行う場合は医療者はがん治療開始前に精子凍結保存があることを伝える必要がある。しかし，がん治療開始前から，がんによりすでに精子数の減少や運動率の低下が起きている可能性があり，精子保存を試みても保存できない場合がある。また，化学療法や放射線療法の治療中に保存を希望することもあるが，がん治療による精子のDNA損傷は数年継続する可能性が高いため[22]，一度でも化学療法や睾丸が照射された可能性のある放射線治療を行った場合には精子保存は推奨されず，行う場合はDNAの損傷の可能性について言及する必要がある。また思春期前の小児の場合，精子形成が未熟であり，精子保存はできない。その場合，精巣組織凍結保存が考えられているが，現在のところ研究段階である[23]。

6● 婦人科悪性疾患（子宮頸がん，子宮体がん，卵巣がん）の場合

　治療によりそれぞれの臓器を摘出する必要があり，それにより妊孕性の喪失が起こりうるが，年齢や病期・組織型に応じて，それぞれの臓器を温存する治療が試みられている。しかし，それぞれに合併症や再発のリスクがあるため，適応は慎重に行う必要がある。

a） 子宮頸がん

1） 子宮頸部円錐切除術

適応病期：子宮頸部上皮内がん，stage IA 期まで。
合併症：子宮頸管長の短縮や頸管粘液分泌量の低下により流早産率が上昇する。

2） 子宮頸部広汎摘出術（子宮体部が温存できる）

適応組織：子宮頸部扁平上皮がん，高分化腺がん（腺がんは進行例が多い）。
適応病期：Stage IB1 期までと早期病変にのみ適応あり。
合併症：流早産の可能性が高いため，厳重な周産期管理が必要となる。

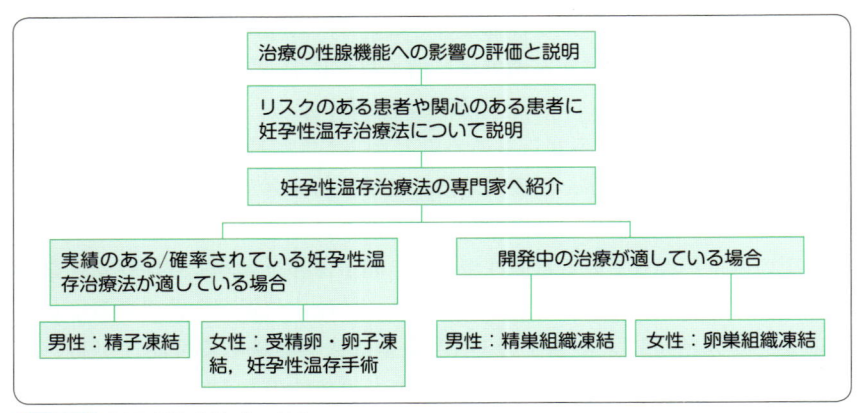

```
┌─────────────────────────────────────────────────────┐
│          治療の性腺機能への影響の評価と説明           │
│                         │                           │
│          リスクのある患者や関心のある患者に           │
│             妊孕性温存治療法について説明              │
│                         │                           │
│            妊孕性温存治療法の専門家へ紹介             │
│              ┌──────────┴──────────┐                │
│   実績のある/確率されている妊孕性温      開発中の治療が適している場合      │
│   存治療法が適している場合                                    │
│   ┌──────────┬──────────┐    ┌──────────┬──────────┐  │
│  男性：精子凍結  女性：受精卵・卵子凍   男性：精巣組織凍結  女性：卵巣組織凍結 │
│              結，妊孕性温存手術                             │
└─────────────────────────────────────────────────────┘
```

図 2-4 妊孕性温存治療の流れ
（ASCO 2013 年ガイドラインより改編）

b) 子宮体がん

1） 子宮温存ホルモン療法

適応組織：子宮類内膜腺がん，G1。

適応病期：stage Ia。

合併症：再発率が高いため，妊娠・出産後は子宮摘出を勧める。

c) 卵巣がん

胚細胞腫瘍では化学療法がよく効き予後も良好なため，片側付属器切除術と化学療法のみで経過観察することが可能な場合は多い。

以上，がん治療による性腺機能低下とそれに対する妊孕性温存治療について述べてきた。その流れを図 2-4 にまとめる。がん患者に対して妊孕性温存治療を行う場合，原疾患の治療を第一に考えたうえで行うことが大前提と考えられる。そのためには可能な限り早急に，がん治療による性腺機能への影響と妊孕性温存治療の必要性と可能性を本人や家族に伝え，妊孕性温存治療の希望がある場合は迅速に対応する必要がある。がん治療医，生殖専門医，看護師や胚培養士などの連携が重要である。

（秋谷　文）

文献

1) Reuben SH：Living beyond cancer：finding a new balance：President's Cancer Panel 2003-2004 Annual Report. National Cancer Institute Web http://deainfo.nci.nih.gov/advisory/pcp/annualReports/pcp03-04rpt/Survivorship.pdf
2) Wallace W H, et al：Fertility preservation for young patients with cancer：who is at risk and what can be offered? Lancet Oncol 6：209-218, 2005
3) Partridge AH, et al：Ovarian reserve in women who remain premenopausal after chemotherapy for early stage breast cancer. Fertil Steril 94：638-644, 2010
4) Ginsberg JP et al：New advances in fertility preservation for pediatric cancer patients. Curr Opin Pediatr 23：9-13, 2011
5) Li FP, et al：Outcome of pregnancy in survivors of Wilms' tumor. JAMA 257：216-219, 1987
6) Schreinemachers, DM et al：Rates of trisomies 21, 18, 13 and other chromosome abnormalities in about 20 000 prenatal studies compared with estimated rates in live births. Hum Genet 61：318-324, 1982
7) Chung K, et al：Sperm cryopreservation for male patients with cancer：an epidemiological analysis at the University of Pennsylvania. Eur J Obstet Gynecol Reprod Biol 113 Suppl 1：S7-11, 2004
8) Shalet SM, et al：Vulnerability of the human Leydig cell to radiation damage is dependent upon age. J Endocrinol 120：161-165, 1989
9) Howell SJ, et al：Spermatogenesis after cancer treatment：damage and recovery. J Natl Cancer Inst Monogr 34：12-17, 2005
10) Saxman S：Doctor … will I still be able to have children? J Natl Cancer Inst. 97：1557-1559, 2005
11) Havenga K, et al：Avoiding long-term disturbance to bladder and sexual function in pelvic surgery, particularly with rectal cancer. Semin Surg Oncol 18：235-243, 2000
12) Finch A, et al：Frequency of premature menopause in women who carry a BRCA1 or BRCA2 mutation. Fertil Steril 99：1724-1728, 2013
13) Valentini A, et al：Chemotherapy-Induced Amenorrhea in Patients With Breast Cancer With a BRCA1 or BRCA2 Mutation. J Clin Oncol 31：3914-3919, 2013
14) Azim AA, et al：Safety of fertility preservation by ovarian stimulation with letrozole and gonadotropins in patients with breast cancer：a prospective controlled study. J Clin Oncol 26：2630-2635, 2008
15) Practice Committees of American Society for Reproductive Medicine；Society for Assisted Reproductive Technology：Mature oocyte cryopreservation：a guideline. Fertil Steril 99：37-43, 2013
16) Donnez J, et al：Livebirth after orthotopic transplantation of cryopreserved ovarian tissue. Lancet 364：1405-1410, 2004
17) Michaeli J, et al：Fertility preservation in girls. Obstet Gynecol Int 139193, 2012

18) Curaba M, et al：Can prepubertal human testicular tissue be cryopreserved by vitrification? Fertil Steril 95：2123.e9-12, 2011
19) Barahmeh S, et al：Ovarian transposition before pelvic irradiation：Indications and functional outcome. J Obstet Gynaecol Res 39：1533-1537, 2013
20) Nakagawa K, et al：Ovarian shielding allows ovarian recovery and normal birth in female hematopoietic SCT recipients undergoing TBI. Bone Marrow Transplant 42：697-699, 2008
21) Thomson AB, et al：Semen quality and spermatozoal DNA integrity in survivors of childhood cancer：a case-control study. Lancet 360：361-367, 2002
22) Wyrobek AJ, et：Relative susceptibilities of male germ cells to genetic defects induced by cancer chemotherapies. J Natl Cancer Inst Monogr 34：31-35, 2005
23) Poels J, et al：Vitrification preserves proliferation capacity in human spermatogonia. Hum Reprod 28：578-589, 2013

心機能異常

A はじめに

　がんサバイバーシップの概念の中で身体的異常，特に心機能異常に関してはあまり言及，報告がないことが多い。

　しかし，がんということに関して受け入れることや腫瘍そのものの考え方から，がん自身に侵されている臓器以外の臓器に関してさらなる問題が出現した場合にどのように対応するかという全人的対応において，非常に重要な分野のひとつであると考えられる。

　図2-5のようにがんという大きなプロブレム以外に心臓の問題がオーバーラップしている部分と心臓独自の問題として残る可能性がある。

B いくつかの場面

　ここでがんに関わる心臓における側面に関して，循環器内科（心臓にかかわる者）の側面から考えなければならないいくつかの場面について触れさせていただきたい。問題点としては，心機能低下（症状として心不全），虚血性心疾患（狭心症・心筋梗塞），に加えて不整脈・心電図異常（QT延長）が挙げられる。重要な場面をいくつか以下に記載する。

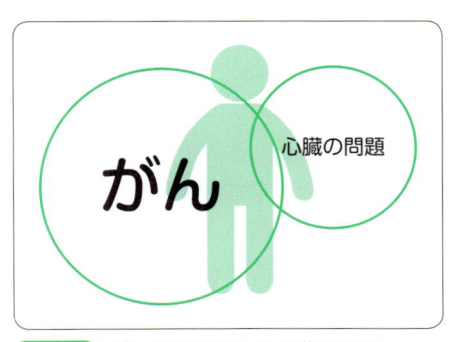

図2-5 がん患者における心臓の問題

1. もともと心機能が悪い・虚血性心疾患がある患者でのがん
   ①手術をしなければいけない場合
   ②化学療法をしなければいけない場合
   ③Best support care の場合
2. がん患者に生じる新たな心機能低下・心不全症状の出現・虚血性心疾患
   ①虚血性心疾患
   ②心機能低下・心不全症状の出現
   ③不整脈

C それぞれの場面における悩み

1. 心機能が悪い・虚血性心疾患がある患者

まずもともと1．心機能が悪い・虚血性心疾患がある患者で新たにがんがみつかった場合には，基本的にはこれまでの内服薬の治療などは継続しながら治療に挑んでいただくこととなる。

a）手術をしなければいけない場合

抗血小板薬・抗凝固薬を一時的に休薬することを腫瘍外科から求められる可能性や，周術期での死亡リスクの評価が重要である。アスピリンに関して近年は継続しながらの手術を推奨する流れではあるが，外科医からは中止を希望されることが多い[1]。このような各施設での条件についても患者への説明が必要である。

b）化学療法をしなければいけない場合

心機能低下の場合は心毒性があるような薬の使用の是非が問われる。しかし，この辺りは綿密な経過観察ができるのであれば使用可能とすることもできる。重要なことはどの治療がどのように効果を示し，どのような可能性があるかということを患者が理解し，選択できることである。

c）Best support care，つまり悪性腫瘍自身への根治療法を行わない場合

基本的には追加治療が必要になるわけではないため，悩まなくてもよいと考えられるが，すでに行っている治療の終了に悩むことがある。抗血小板薬や降圧薬などは実際の血圧低下や出血合併症がなければ基本的に継続することが多く，自覚症状などに影響が及ぼす場合は中止を検討する方針でよい。

しかし，近年進歩がめざましい植え込み型のデバイスに関しては知っておく必要がある．特に植え込み型除細動器（implantable cardioverter-defibrillator；ICD）に関しては，知識として知っておかねばならない．ICDはこれまでの報告でも作動停止させておかねば死亡する間際にも10％で電気ショックを行う可能性があり，これは家族の看取りの状況において不適切であると考えられる[2]．したがって，予後予測を組み合わせる中でICDの作動停止は，がんサバイバーシップに関わるものとしては必須の知識である．今後植え込み型の人工心臓がより普及してきた場合には，一般の病院でも同様の検討が必要になってくる可能性も否定できない．常に知識をアップデートさせておく必要があると考えられる．

2 ● がん患者に生じる新たな機能低下・虚血性心疾患

次に2. がん患者に生じる新たな心機能低下・虚血性心疾患が認められた場合である．これも悩みが多い．

a）虚血性心疾患の場合

積極的に治療介入することを循環器内科医として推奨することが多い．しかも時間的余裕がないことが多く，発症から早期の治療介入が短期および長期予後に影響を及ぼす可能性があるからである．しかし，抗血小板薬やその他の内服薬を追加するかどうかの是非についても，ともに考えねばならない．

b）心機能低下・心不全症状の出現の場合

冠動脈での異常の検索のみ行い，基本的な治療法が薬物療法であることが多いので患者・家族側も比較的受け入れやすい．しかし一部の重傷例では，酸素投与や人工呼吸器が必要になることがあり，この意思決定においてはがんの予後と患者の生き様（サバイバーシップ）とともに決定される必要がある．

心不全症状が出現した場合に比較的頻度が高い問題としては，胸水貯留と心嚢水貯留がある．どちらも侵略的処置での症状改善効果が示されているが，Best support careを選択されたような患者において治療方針になやむことがある．例を挙げると，予後が6か月と予想されているStage 4の子宮がん患者において，心膜転移があり心嚢水貯留および呼吸苦症状が出現した

とする．心嚢穿刺によるリスクは心嚢液の貯留量によって決定されるが（心臓超音波検査にて 10 mm 以上の貯留を認める場合は安全に穿刺できるとされている[3]），穿刺処置により自覚症状が軽減するかに関してはどの程度心嚢水貯留による心不全が呼吸苦症状に関与しているかの判断が難しい．その時点において心嚢穿刺自身のリスク（いくら安全としても 100 例施行中に少なくとも気胸となるリスクが 1％前後は認められる）を手術などの処置を希望できない状況で本人・家族が納得できるか？　ということである．どこまで介入・どこまでリスクを取れるかという判断は，医療従事者および患者がともに考え，歩んでいく過程で非常に重要なことである．一部の化学療法（抗がん剤による心機能低下の場合）は上記同様に今後の使用の是非が問われるため，この部分に関してはしっかりとした説明が必要である．抗がん剤での心機能障害に関しては別記する．

c) 不整脈の場合

突発的に起こるため QOL を損なうことが多い．これに関して治療法の主体は薬物療法であったが，近年アブレーションという心筋焼灼術による不整脈治療が非常に盛んに行われている．これは QOL を高める効果が高いが，Best support care を選択されたような侵略的処置を希望されない患者において，どのように施行するべきか（上記心タンポナーデと同様に一定の手術リスクを伴う）ということはまだ科学的根拠にも乏しく，上記同様，予後を含めて患者・家族とともに考えていく必要がある．

D 化学療法時における心毒性

これは非常に重要な項目であるため別記させていただく．なぜなら化学療法を行い，腫瘍をなんとか縮小化・根治を目指しているところで腫瘍自身の問題ではなく医原性副作用という形で中止の是非について問われるからである．主に抗悪性腫瘍薬の中で心原性があるとされているものを表 2-7 に示す．重要なことはどれもが心筋虚血，心機能低下，不整脈などのリスクをもつことである．その中でも重要な薬剤としては，用量依存的に心筋障害を起こす可能性があるアンスラサイクリン系のドキソルビシン，エピルビシンと，用量非依存的に心機能障害を発症する分子標的薬であるトラスツズマブが臨床的に関わる可能性が高いため注意しておく必要がある[4]．

表2-7 心原性がある抗悪性腫瘍薬

化学療法薬	副作用	頻度
ドキソルビシン(アドリアシン®)	心機能低下	3〜12%
エピルビシン(ファルモルビシン®)	心機能低下	0.9〜3.3%
パクリタキセル(タキソール®)	心機能低下 心筋虚血	5〜15%
シクロホスファミド(エンドキサン®)	心機能低下	3〜5%
フルオロウラシル(5-FU®)	心筋虚血	1〜68%？
分子標的薬	副作用	頻度
トラスツズマブ(ハーセプチン®)	心機能低下	2〜28%
ラパチニブ(タイケルブ®)	心機能低下	1〜2.2%
イマチニブ(グリベック®)	心機能低下	0.5〜1.7%
スニチニブ(スーテント®)	心機能低下	2.7〜11%

表2-8 循環器内科コンサルト基準

① 心エコーにて LVEF BP-Simp が 50%未満, もしくは Baseline より 10 ポイント以上低下した時
② 下記1.〜4.の基準を1つでも満たす時(10)
　1. 心拍数 beat per minute(bpm)の baseline からの増加
　　baseline 心拍数が 80 bpm 未満の時→ ＞90 bpm
　　baseline 心拍数が 80 bpm 以上 100 bpm 以下の時→ ＞100 bpm
　　baseline 心拍数が＞ 100 bpm より大きい時→ ＞120 bpm
　2. 体重が1週間で 2 kg 以上増加した時
　3. 自発的な労作時呼吸困難の訴えがある時
　4. 臨床医がコンサルトの必要性を感じた時

(Keefe DL：Trastuzumab-associated cardiotoxicity. Cancer 95：1592-1600, 2007, Rasic NF, et al：Prepared endotracheal tubes：are they a potential source for pathogenic microorganisms? Cancer 97：1133-1136, 2003 より改変)

　ここで重要なこととしては，いわゆる心毒性があるような薬剤を使用している場合は自覚症状，および心機能の評価（主に心臓超音波検査）を定期的（つまり無症状でも）に施行しておくことが必要だということである[5]。さらにいつどこで循環器医の介入する必要があるかに関して，各施設でのコンセンサスが必要であると考えられる。
　当院でのトラスツズマブ使用時における取り組みの一例を紹介する。どのような場合に他科との共同での患者へのアプローチが必要かを明確化することは重要である（表2-8）。

E 心機能異常との向き合い方

　上記にあげた薬剤投与中に心機能障害が出現した場合，まだどの薬剤を使用すれば完全に回復するということは証明されていない。そのため，患者・患者家族とどのように治療を進めていくかに関してしっかりと相談することが必要である。基本的には薬剤中止により回復するが，再開したら増悪することがある。非常に悩んだ症例を以下に紹介する。

> 症　例

　53歳女性。アンスラサイクリン系の術前化学療法後，乳がん手術を施行し，その後，トラスツズマブを開始。3か月後の心臓超音波検査によるEFでは，駆出率が42％まで低下し，この時点でも自覚症状はほとんどないため，心機能低下時のリスクと今後の方針に関して2つの相談を行った。

①心血管死亡リスクと化学療法の中断のリスク

　どちらを選択するか。一般的に推奨されていることとしてはトラスツズマブの中止であること，しかし心機能低下も一過性の可能性があるなどについて相談を行った。

②薬物療法の開始に関して

　心不全stage Bである状態からのACE-I/ARBおよびβ遮断薬の開始の有効性を説明し，内服するかどうかに関して相談した。

　最終的には一旦トラスツズマブを継続しながらの内服薬開始を行ってみることとした。しかし，やはり3か月後の心エコーでも改善効果はなく，自覚症状として労作性呼吸困難と浮腫が出現した。そのため，トラスツズマブの中止を行い，3か月の休薬後，心駆出率が55％程度まで改善してきたため再開するが，再度6か月で35％まで増悪。3か月の休薬でほぼ正常に回復した。本患者においては他の治療選択肢について乳腺外科と相談し，他剤による治療を現在も積極的に行っている。

治療方針の決定において重要なことは，
　①疾患の予後に関する疫学的データ（予後予測）
　②患者の病気を含めた人生に対する考え方
　③治療自身での副作用

であるが，特にがんに心機能障害が加わった場合，①疫学的データは不完全であり，その不完全な中，③も施行した結果論でしかない。そうなると，②の患者における病気を含めた人生に対する考え方に寄りそいながら，細かなオーダーメードの各患者ごとの決定が患者の QOL を上げることに繋がるものだと考えられる。

(水野　篤)

文献

1) Capodanno D, Angiolillo DJ：Management of antiplatelet therapy in patients with coronary artery disease requiring cardiac and noncardiac surgery. Circulation 128：2785-2798, 2013
2) Sherazi S, et al：End-of-life care in patients with implantable cardioverter defibrillators：a MADIT-II substudy. Pacing Clin Electrophysiol 36：1273-1279, 2013
3) Callahan JA, et al：Two-dimensional echocardiographically guided pericardiocentesis：experience in 117 consecutive patients. Am J Cardiol 55：476-479, 1985
4) Curigliano G, et al：Cardiac toxicity from systemic cancer therapy：a comprehensive review. Prog Cardiovasc Dis 53：94-104, 2010
5) Keefe DL, et al：Trastuzumab-associated cardiotoxicity. Cancer 95：1592-1600, 2002

骨に対する影響

A はじめに

　骨塩量の低下や骨粗鬆症は，抗がん剤治療，ステロイド療法，放射線治療あるいはそれらの治療の結果引き起こされる性腺機能低下状態によりしばしば生じる問題である。したがって，がんサバイバーには適切な骨健康維持のための情報提供や指導が必要と言える。

B 骨構造と骨代謝

1 骨構造

　骨は外側の皮質骨と内側の海綿骨の2種類から成り立っている。皮質骨は硬く，身体を支える働きをする。海綿骨は骨梁という網目構造が縦横にはりめぐらされ，スポンジ状になっており，皮質よりも骨代謝を盛んに行っている（図2-6）。

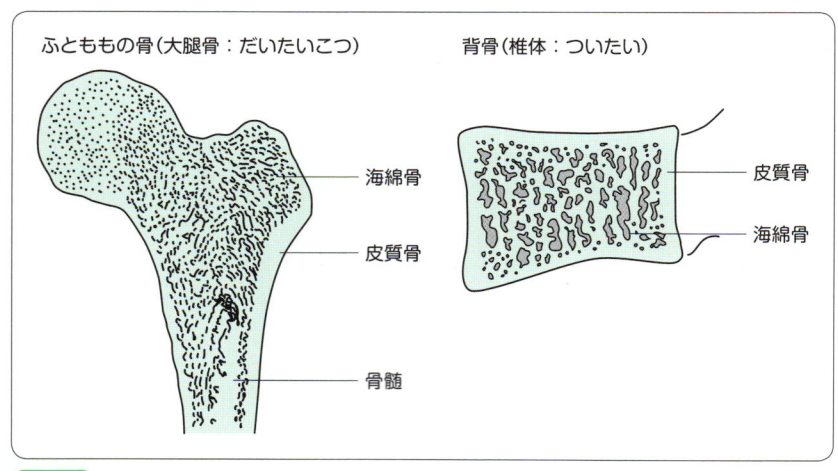

図2-6　骨構造

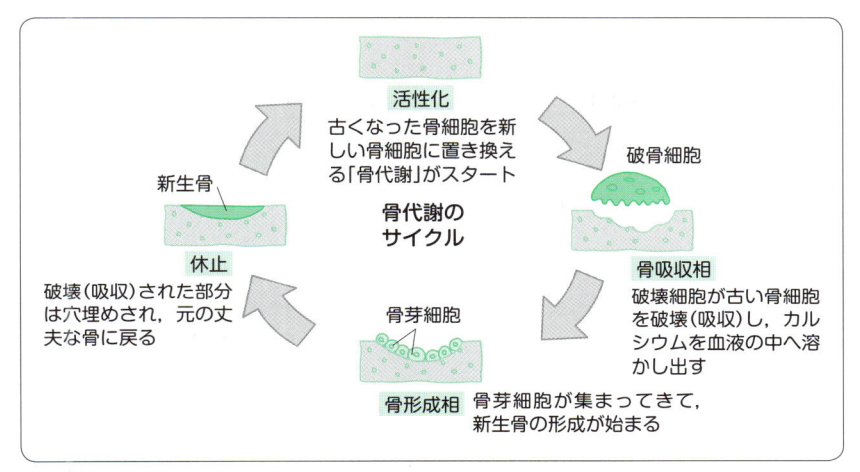

図 2-7 骨構造

2 ● 骨代謝

　骨は古い骨を壊し（骨吸収），新しい骨を作る（骨形成）という代謝を繰り返している器官である（図 2-7）。古い骨を壊すこと（骨吸収）に関与する細胞を破骨細胞，新しい骨を作る（骨形成）のに関与する細胞を骨芽細胞という。女性ホルモンであるエストロゲンは破骨細胞が働きすぎないよう調整をする役割を果たしている。そのため，閉経や乳がんの薬物治療などでエストロゲンが低下すると，破骨細胞の働きが亢進して骨量の減少が進む。その結果，骨粗鬆症を引き起こしてしまう。また，骨芽細胞が正常に機能していても，骨の元となるカルシウムが不足していては，骨形成はできない。
　したがって，骨の健康のためには上記した骨吸収，骨形成の代謝機序に関わる因子のバランスが大切と言える。

C 骨の健康維持のために

　骨の健康を維持するためには，栄養と運動が基本である。「骨粗鬆症の予防と治療ガイドライン 2012」の中でもカルシウム摂取と運動は推奨グレードAとなっている。

1 骨健康維持のための栄養

　骨強度には骨量と骨質が関与している。骨量に関係する最も重要な栄養素はカルシウムである。カルシウムが不足していては，どんなに骨芽細胞が活発に骨をつくろうとしても骨形成は行われない。しかしながら，「骨粗鬆症予防のためのガイドライン2011」ではカルシウム単独摂取の推奨レベルはグレードCと低く，ビタミンDやビタミンKの摂取が不可欠とされている。ビタミンDは腸管からのカルシウム吸収の助けや，骨代謝の活性化に関与している。ビタミンDの活性化には日光からの紫外線が必要であり，適度な日光浴も重要といえる。またビタミンKは骨基質（オステオカルシン）の合成に必要である。

　骨粗鬆症予防のために必要なカルシウムの摂取量は1日800 mgと言われている（表2-9）。カルシウムを多く含む食品は，乳製品，大豆製品，小松菜などの野菜，小魚などが挙げられる（表2-10）。これらの食品から毎日2品以上，バランス良く摂取していれば1日に必要なカルシウム摂取量はカバーされると思われる。ビタミンDは特に高齢者での摂取不足が指摘され

表2-9　骨粗鬆症予防のための摂取目標量

栄養素	摂取量
カルシウム	食品から700〜800 mg（サプリメント，カルシウム薬を使用する場合には注意が必要である）（グレードB）
ビタミンD	400〜800 IU（10〜20 μg）（グレードB）
ビタミンK	250〜300 μg（グレードB）

（骨粗鬆症の予防と治療ガイドライン作成委員会：骨粗鬆症の予防と治療ガイドライン2011年版．ライフ・サイエンス出版，2011 より）

表2-10　骨粗鬆症の治療時に推奨される食品，過剰摂取を避けたほうがよい食品

推奨される食品	過剰摂取を避けたほうがよい食品
カルシウムを多く含む食品（牛乳・乳製品，小魚，緑黄色野菜，大豆，大豆製品） ビタミンDを多く含む食品（魚類，きのこ類） ビタミンKを多く含む食品（納豆，緑黄色野菜） 果物と野菜，蛋白質（肉，魚，卵，豆，穀物）	リンを多く含む食品（加工食品，一部の清涼飲料） 食塩 カフェインを多く含む食品（コーヒー，紅茶） アルコール

（骨粗鬆症の予防と治療ガイドライン作成委員会：骨粗鬆症の予防と治療ガイドライン2011年版．ライフ・サイエンス出版，2011 より）

ている。食品では魚類(サケ，ウナギ，サンマ)やキノコ類に多く含まれている。ビタミンKは野菜，納豆に多く含まれている。

　骨粗鬆症の食事では，エネルギーおよび栄養素をバランスよく摂取することが基本であり，特に避けるべき食品はない。しかし，リン，食塩，カフェイン，アルコールの過剰摂取は控えるべきである。

2● 骨健康維持のための運動

　骨量の維持・増強を目的とした習慣管理の中で，極端な低栄養がない限り，栄養摂取にも増して重要なのが運動の励行であり，骨密度の維持・上昇効果が期待されている。

　骨の量や形態は骨がおかれた力学的な環境に適応するよう調整される。例えば，寝たきりになってしまうと，自然と骨減少が起こってしまう。したがって，骨粗鬆症の予防や骨密度の増加のためには運動負荷が効果的である。また，運動による筋力強化は転倒予防効果の面からも重要である。

　具体的な運動内容については，さまざまな介入研究が行われてきた。いずれの研究結果からも運動による骨密度維持効果が実証されている。骨密度維持のためには散歩程度でよいとされているが，高齢者の椎体骨折予防のためには背筋運動が効果的とされている。

D 骨粗鬆症の診断と治療

　骨粗鬆症の治療は，栄養，運動，薬物療法が3本柱である。どの時点で薬物療法を始めるかについては個々の患者背景や病態を考えたうえで適切な判断が求められる。骨薬物療法の最終目標は骨折の予防である。

1● 診断
a) 原発性骨粗鬆症

　WHOの骨粗鬆症の診断ではTスコアが用いられている。Tスコアとは若年例者の平均骨密度(bone mineral density：BMD)を0とし，標準偏差を1 SDとして指標を規定した値のことである。Tスコアが−2.5以下で骨粗鬆症と診断し，治療を開始することが推奨されている(表2-11)。

　一方，本邦では若年成人平均値(young adult mean：YAM)を使用するこ

表2-11 WHOの骨密度による診断カテゴリー

正常	骨密度が若年成人の平均値の－1SD（標準偏差）以上（Tスコア≧－1）
低骨量状態（骨減少）	骨密度値がTスコアで－1より小さく－2.5より大きい（－1＞Tスコア＞－2.5）
骨粗鬆症	骨密度値がTスコアで－2.5以下（Tスコア≦－2.5）
重症骨粗鬆症	骨密度値が骨粗鬆症レベルで，1個以上の脆弱性骨折を有する

表2-12 原発性骨粗鬆症の診断基準（2000年度改訂版）

低骨量をきたす骨粗鬆症以外の疾患または続発性骨粗鬆症を認めず，骨評価の結果が下記の条件を満たす場合，原発性骨粗鬆症と診断する。

I	脆弱性骨折あり[注1]	
II	脆弱性骨折なし	
	骨密度値[注2]	脊椎X線像での骨粗鬆症化[注3]
正常	YAMの80%以上	なし
骨量減少	YAMの70%以上80%未満	疑いあり
骨粗鬆症	YAMの70%未満	あり

YAM：若年成人平均値（20〜44歳）
注1：脆弱性骨折：低骨量（骨密度がYAMの80％未満，あるいは脊椎X線像で骨粗鬆化がある場合）が原因で，軽微な外力によって発生した非外傷性骨折，骨折部位は脊椎，大腿骨頸部，橈骨遠位端，その他。
注2：骨密度は原則として腰椎骨密度とする。ただし，高齢者において，脊椎変形などのために腰椎骨密度の測定が適当でないと判断される場合には大腿骨頸部密度とする。これらの測定が困難な場合は，橈骨，第二中手骨，踵骨の骨密度を用いる。
注3：脊椎X線像での骨粗鬆化の評価は，従来の骨萎縮度判定基準を参考にして行う。
〔折茂 肇，他：原発性骨粗鬆症の診断基準（2000年度改訂版）．日本骨代謝学会雑誌 18：76-82, 2000 より引用改変〕

とが多く，YAMの70％未満を骨粗鬆症と診断する診断基準を設定している。また脆弱性骨折（低骨量が原因で，軽微な外力によって生じた非外傷性骨折）があった場合も，骨粗鬆症と診断している（表2-12）。薬物療法開始の基準は図2-8に示す。

b）続発性骨粗鬆症

続発性骨粗鬆症の原因を表2-13に示す。
乳がんや前立腺がんに対する内分泌治療が原因で骨粗鬆症になる場合があるが，これらは続発性骨粗鬆症に分類される。米国臨床腫瘍学会（American Society of Clinical Oncology：ASCO）のガイドラインでは，このような続発性骨粗鬆症の患者には，禁煙，適度な運動，カルシウム摂取，ビタミンD

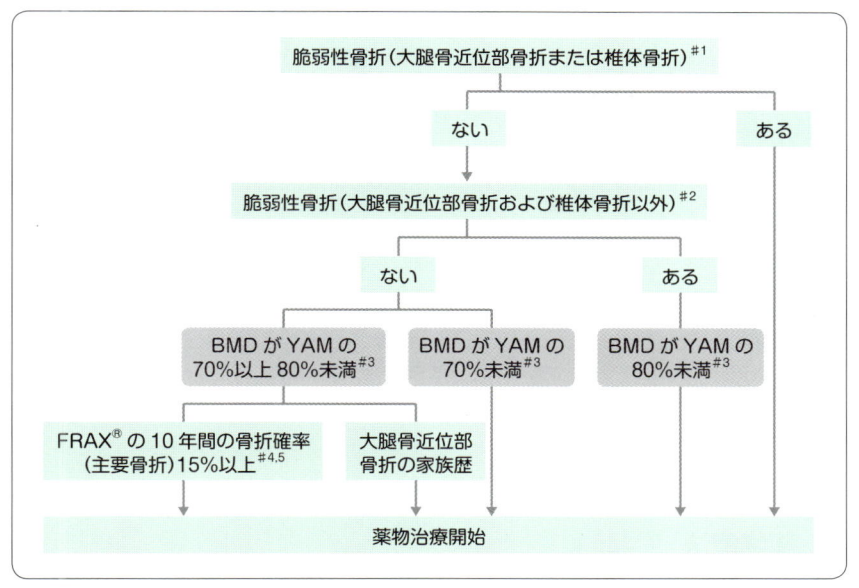

図 2-8 原発性骨粗鬆症の薬物治療開始基準

#1：女性では閉経以降，男性では 50 歳以降に軽微な外力で生じた，大腿骨近位部骨折または椎体骨折をさす。
#2：女性では閉経以降，男性では 50 歳以降に軽微な外力で生じた，前腕骨遠位端骨折，上腕骨近位部骨折，骨盤骨折，下腿骨骨折または肋骨骨折をさす。
#3：測定部位によっては T スコアの併記が検討されている。
#4：75 歳未満で適用する。また，50 歳代を中心とする世代においては，より低いカットオフ値を用いた場合でも，現行の診断基準に基づいて薬物治療が推奨される集団を部分的にカバーしないなどの限界も明らかになっている。
#5：この薬物治療開始基準は原発性骨粗鬆症に関するものであるため，FRAX® の項目のうち糖質コルチコイド，関節リウマチ，続発性骨粗鬆症にあてはまる者には適用されない。すなわち，これらの項目がすべて「なし」である症例に限って適用される。
(骨粗鬆症の予防と治療ガイドライン作成委員会：骨粗鬆症の予防と治療ガイドライン 2011 年版．ライフ・サイエンス出版，2011 より)

摂取を基本的に行ったうえで，65 歳以上の女性，60〜64 歳で危険因子のある患者，アロマターゼ阻害薬の治療を受ける患者，乳がん治療により早期閉経をきたした患者は骨粗鬆症のハイリスクグループとしている。続発性骨粗鬆症においても，基本的には原発性骨粗鬆症の治療開始基準に従い薬物療法を開始する。ただし，乳がんでアロマターゼ阻害薬を内服している場合は，T スコアー2.0 以下で早めにビスホスホネート剤を使用することが推奨されている。

表2-13 続発性骨粗鬆症の原因

原発性骨粗鬆症と同様の骨代謝異常をもたらす原因は多彩である。これらの原因については，病歴聴取や診察ならびにスクリーニング検査などを駆使して，慎重に検討することが重要である。

内分泌性	副甲状腺機能亢進症，クッシング症候群，甲状腺機能亢進症，性腺機能不全など
栄養性	胃切除後，神経性食欲不振症，吸収不良症候群，ビタミンC欠乏症，ビタミンAまたはD過剰
薬物	ステロイド薬，抗痙攣薬，ワルファリン，性ホルモン低下治療薬，SSRI，メトトレキサート，ヘパリンなど
不動性	全身性（臥床安静，対麻痺，廃用症候群，宇宙旅行），局所性（骨折後など）
先天性	骨形成不全症，マルファン症候群
その他	糖尿病，関節リウマチ，アルコール多飲（依存症），慢性腎臓病（CKD），肺疾患など

（骨粗鬆症の予防と治療ガイドライン作成委員会：骨粗鬆症の予防と治療ガイドライン2011年版．ライフ・サイエンス出版，2011より）

2 薬物療法

a）カルシウム薬

骨折危険性を低下させる効果は他の薬物治療に比べて弱く，QOLに対する効果は認められていない。しかし，わずかながら骨密度上昇効果があり，日本人のカルシウム摂取量が少ないことを考慮すると，他の治療薬の効果を十分に発揮させるためにも，カルシウム摂取不足例には推奨される。

b）女性ホルモン薬

閉経後の骨量減少はエストロゲン欠乏に起因し，エストロゲンの補充療法はその治療方法として広く認知されていた。しかしながら，2002年に結合型エストロゲンとメドロキシプロゲステロン（MPA）の投与を受けた女性では，心血管障害，脳卒中，血栓症および乳がんのリスクが増加したとの報告を受け，骨粗鬆症治療薬としてのエストロゲン薬の意義は後退した。しかし，その後エストロゲンの種類，投与量，投与方法，投与経路，投与期間，投与開始時期などの見直しにより，それらの有害事象は軽減されることがわかり，特に乳がんにおいてはエストロゲン単独補充ではリスクが増加しないことがわかった。現在は，安全性を目指したホルモン補充療法のガイドラインや指針が各国で公表されている。

c）選択的エストロゲン受容体モジュレーター（SERM）

選択的エストロゲン受容体モジュレーターはエストロゲン受容体（ER）にエストロゲンとほぼ同等の親和性で結合し，組織選択的な薬理作用を発現する。その結果，乳房や子宮ではエストロゲン様作用を発現しないが，骨などに対してはエストロゲン様作用を発揮し，骨粗鬆症治療薬として有効といえる。副作用として，静脈血栓塞栓症が 0.2〜1.0％の頻度で起こると報告されており，血栓症の高リスク患者には慎重に使用する。

d）活性型ビタミン D_3 薬

活性型ビタミン D_3 薬は長期間の安全性が示されており，非椎体骨折抑制効果もメタアナリシスで示されている。高齢者への使用が推奨されるが，高カルシウム血症に注意が必要である。他の薬物との併用では基礎薬として有用性を示す臨床試験が複数報告されている。

e）ビタミン K_2 薬

ビタミン K_2 は骨基質（オステオカルシン）の合成に必要な要素である。服用により骨密度はわずかに上昇する傾向があり，椎体骨折および非椎体骨折の骨折抑制効果があるとする報告も存在する。一方で，大腿骨近部骨折を抑制するとの報告はない。

f）ビスホスホネート薬

ビスホスホネートは骨折抑制効果のエビデンスを有し，服薬間隔を延長することが可能である。副作用には顎骨壊死，胃腸障害，急性反応が挙げられる。したがって，使用前に必ず口腔内の齲歯のチェックをすることが推奨されている。副作用に比べ，骨粗鬆症に対する本薬の有用性が勝るため，臨床現場では最も使用されている。

g）抗 RANKL 抗体（デノスマブ）

receptor activator of nuclear factor-κB ligand（RANKL）は骨芽細胞や T 細胞などに発現し，破骨細胞の文化，活性化および生存に必要な腫瘍メディエーターであり，骨吸収の異常亢進を特徴とする骨粗鬆症や悪性腫瘍の骨転移などの疾患に対する重要な治療薬である。デノスマブは，この RANKL に対する完全ヒト型モノクローナル抗体で，破骨細胞の形成や活性を強力に抑制する新規骨吸収抑制薬である。デノスマブは血中半減期が 1 か月以上と長く，半年に 1 回の皮下投与で閉経後骨粗鬆症患者の骨量を増加させ，骨折

を予防することが示されている。本邦でも2013年に骨粗鬆症に対して保険承認された。

（北野敦子）

文献

1) 骨粗鬆症の予防と治療ガイドライン作成委員会：骨粗鬆症の予防と治療ガイドライン2011年版．ライフ・サイエンス出版，2011
2) 上野直人，河野範男（監修），中村清吾，林 直輝（編）：チームで学ぶ乳癌の骨マネジメント．篠原出版新社，2011

化学療法誘発性認知機能障害（ケモブレイン）

A はじめに

　化学療法を受けた患者に生じる一過性（2～10年），時に永続性の認知機能障害。「ケモブレイン（chemobrain）」「ケモフォグ（chemofog）」としても知られる。化学療法を受けた患者の20％程度が認知機能障害を経験すると推定されているが，そのリスクファクター，病因，診断方法，治療法などは不明のままである。

B 臨床症状

　化学療法による認知機能の典型的な変化はごくわずかで曖昧であり，さまざまな能力の障害に及ぶため，患者の訴えとしては「集中できない」「単語がなかなか出てこない」「うっかりミスが増えた」「疲労感」など多岐にわたる（表2-14）。
　典型的には化学療法中に認知機能の変化が生じるが，その中の一部（17～34％）は治療後も長期に認知機能障害を認める。

C 病態生理

　化学療法による認知機能障害の原因は明らかになっていない。現在，いくつかの原因が提案されているが，認知機能はがん治療に関わる他の因子の影響も受けるため，はっきりと原因を断定するには至っていない。

表2-14 化学療法によって障害される認知機能

・注意力	・情報処理速度	・視覚記憶
・集中力	・言語記憶力	・視空間認知能力
・実行機能	・言語の流暢さ	・知能・記憶力など

1. 化学療法誘発性認知機能障害のメカニズムの仮説

a) 抗がん剤による直接的な神経障害[1]

以前は抗がん剤は分子量が大きく血液脳関門を通過できないと考えられていたが、最近の研究では抗がん剤が微量だが血液脳関門を通過し、中枢神経内に届くことが明らかになってきた。こうして血液脳関門を通過した抗がん剤が直接的に神経に変性を起こし認知機能障害を起こすのではないかと言われている。

b) DNA の変性[1]

抗がん剤の多くは DNA を損傷することでがん細胞のアポトーシスを誘導する。しかしがん細胞ではない正常細胞の DNA も損傷してしまう。また抗がん剤投与によって正常細胞のテロメアが短縮することも観察されており、その結果、DNA の安定性を損なうとされる。さらに抗がん剤に曝露されることでフリーラジカルが発生し、それによっても DNA は障害されると考えられている。アルツハイマー病やパーキンソン病のような認知機能障害を特徴とする神経疾患では DNA の損傷が関連しているとされていることから、同様の機序で認知機能障害が起こるのではないかとされている。

c) サイトカイン[1,2]

サイトカインは中枢神経が正常に機能するために欠かせない役割を担っている。IL-2 や IFNα などの免疫治療を受けるがん患者では副作用としてうつ病が認められることから予想されるように、サイトカインは認知機能にも影響を及ぼすと考えられる。化学療法によってサイトカインの質・量が変化することで認知機能障害が起こるのではないかとされている。

d) エストロゲンもしくはテストステロンの減少[1]

女性においては閉経時にエストロゲンが減少すると認知機能障害、特に作業記憶と呼ばれる一時的に情報を記憶する機能が障害されることが知られている。抗がん剤治療によって人工的に閉経を起こすことで同様の障害が起こるのではないかと推測される。

e) 遺伝的感受性[1]

神経損傷の修復に関わるアポリポ蛋白 E（APOE）には *E2*, *E3*, *E4* の対立遺伝子が存在し、*E4* と認知機能障害に関連が示唆されている。標準的な化学療法後のサバイバーに APOE 遺伝子検査と認知機能検査を行ったとこ

ろ，*E4* 遺伝子をもつサバイバーは他のサバイバーと比較してある特定の認知機能検査で低い点数であった[3]。また，catechol-*O*-methyltransferase（COMT）という酵素と認知機能障害の関連についても研究が進められている[4]。COMT はドパミンという神経伝達物質の代謝に関わる酵素であるが，この酵素には人それぞれの多様性があることが知られている。この多様性によって認知機能障害の感受性に違いがあるのではないかと考えられている。

f）がん関連の貧血[1]

化学療法やがんそのものによる貧血のため，大脳の酸素化が減少し，実行機能の負担が増し，認知機能の障害につながるのではないかと考えられている。

2● 化学療法以外のがん治療における認知機能への影響

a）抑うつ・倦怠感

がんと診断された後の抑うつ状態では記憶障害や他の問題を引き起こす可能性がある。また倦怠感も認知機能障害に関係するとされている。

b）ホルモン治療

乳がんにおけるホルモン治療（特にタモキシフェン）では脳の代謝障害を引き起こすことが証明されている。

c）その他

疼痛緩和のための麻薬，感染・発熱などの全身状態，不眠，栄養失調，内服薬の影響など。

D 検査・診断

化学療法誘導性認知機能障害を診断する有力な検査は現時点ではない。
臨床研究で用いられている診断検査を以下に記す。

1● 客観的神経心理学的テストと主観的評価[5]

質問紙や実践試験に基づく神経心理学的テスト（WAIS, trail making, complex figure drawing, digit span, Wechsler Memory Scale など）が用いられているが，統一されたものはない。これらの測定法は客観的に認知状態を量的評価するものだが，主観的テストでも評価され，がん治療専用の QOL 測

定法である EORTC QLQ-C30 などを用いた研究報告がある。この2種類を比較すると，主観的評価では認知機能障害の症状を報告しても客観的測定法では明らかな症状を検出できないことが複数の研究で示されており，今後の研究において主観的・客観的評価を併用する必要性を示唆していると言える。

　化学療法による認知機能障害の生活への影響を評価する尺度として FACT-Cog が開発されている。上述のように主観的評価は神経心理テストと相関が証明されていないが，患者自身が自覚する認知問題の特徴と深刻さが患者の QOL にいかに関連しているかを理解するうえで，臨床的な意義のある指標と言える。

2 MRI と functional MRI/PET

　MRI では化学療法後の前頭葉皮質の容積減少や白質の信号強度の変化が報告されている[6]。functional MRI と PET は脳機能の生理学的検査であり，これらを用いた試験としては，患者に working memory に負荷をかけつつ funcitonal MRI を撮影したものが報告されている。その試験結果では化学療法開始前より治療終了12か月後のほうが前頭葉の活性化が低下することが示されている[1]。PET を用いた化学療法誘導性認知機能障害の研究結果は報告されていないが，認知症や統合失調症などにおいて PET を用いた診断の研究が開始されており，今後，化学療法誘導性認知機能障害の診断に有用なツールとなるかもしれない。

3 脳波[1]

　神経に対する刺激から約300ミリ秒に生じる P-300 という事象関連電位が化学療法誘発性認知機能障害と関連があるのではないかと注目されている。この誘発電位は脳内の情報処理に関係すると考えられているが，化学療法後の患者では P-300 の電位が低くなり，潜時が短くなることがわかっている。

E 治療

　確立した治療はないが，いくつかの試みが行われている。

> **表 2-15** メイヨークリニックからの提案
>
> ・記憶力や考える力をつけるためのトレーニングを繰り返し行う。
> ・認知機能に影響を及ぼす要因を見つけ出す。
>   例：空腹や疲労が認知機能にさらに悪影響を及ぼす場合は，それを避ける。
> ・コーピングを学ぶ：仕事を行う助けとなる方法を身につける。
>   例：メモをとる，会話を記憶する方法を学ぶなど。
> ・ストレスを解放する方法を身につける。

1 薬物療法

ADHDやナルコレプシーに用いられるメチルフェニデートはいくつかの小規模研究では効果を示すと報告されているが，承認されてはいない。

2 認知リハビリテーション，行動療法アプローチ

多くの患者にとって認知機能障害は時間とともに改善するため，障害されているスキルもしくは習慣を学びなおす，あるいは強化するリハビリテーションが有用である。

メイヨークリニック（米国）が提案している方法を表2-15に示す。

F 今後期待される研究[7]

化学療法と認知機能の変化の関連性は確立されつつあるが，先行研究には限界がある（サンプルサイズ，患者の化学療法前の評価が不十分であること，交絡因子など）。化学療法を受けていないがん患者も評価する縦断的デザインの大規模臨床研究や，認知機能障害の主観的測定法と客観的測定法の関連，性ホルモンの影響を受けない乳がん以外の患者の研究，治療や動物モデルの確立などが今後の課題である。

（名取亜希奈）

文献

1) Ahles TA, et al：Candidate mechanisms forchemotherapy-induced cognitive changes. Nat Rev Cancer 7：192-201, 2007

2) Miller AH, et al：Neuroendocrine-immune mechanisms of behavioral comorbidities in patients with cancer. JCO 26：971-982, 2008
3) Ahiles TA, et al：The relationship of APOE genotype to neuropsychological performance in long-term cancer survivors treated with standard dose chemotherapy. Psychooncology 12：612-619, 2003
4) Small BJ, et al：Catechol-O-Methyltransferase genotype modulates cancer treatment-related cognitive deficits in breast cancer survivors. Cancer 117：1369-1376, 2011
5) Jansen CE, et al：A meta-analysis of the sensitivity of various meuropsychological tests used to detect chemotherapy-induced cognitive impairment in patients with breast cancer. Oncology Nurs Forum 34：997-1005, 2007
6) Deprez S, et al：Chemotherapy-induced structural changes in cerebral white matter and its correlation with impaired cognitive functioning in breast cancer patients. Human Brain Mapping 32：480-493, 2011
7) Staat K, et al：The phenomenon of chemo brain. Clin J Oncol Nurs 9：713-721, 2005
8) Jim HS, et al：Meta-Analysis of cognitive functioning in breast cancer survivors previously treated with standard-dose chemotherapy. J Clin Oncol 30：3578-3587, 2012
9) Kenneth D. Miller（原書編），勝俣範之（監訳），金　容壱，大山万容（訳）：がんサバイバー，pp378-387，医学書院，2012

性機能障害

A はじめに

　性(セクシュアリティ)は人間の生活の大切な要素であるが、がんは疾患自体、あるいは治療を通じて、患者本人やパートナーの性的側面に大きな影響を及ぼす。診断直後は心理的衝撃から性行為への関心が一時的に低下することが多いが、心身の状態が落ち着くとともに、性行為やパートナーとの関係に関するさまざまな疑問や情報ニーズが現れてくる。がんが患者やパートナーの性のあり方に及ぼす影響と関連要因、また医療者による支援のあり方を明らかにすることは、国際的にもがんサバイバーシップ研究の重要課題の1つに挙げられている。

　本項では、がん発病と治療が患者やパートナーの性反応(性欲・性感・オルガズム)に及ぼす影響を概観するとともに、診断・治療後の性反応を左右する関連要因、さらに一般医療者による情報提供や具体的な対応のヒントについて述べる。

B 医療現場における「がん患者の性の悩み」の取り上げられ方

　近年、がん患者の性機能障害への対応の必要性は広く認識されてきたが、これまでの医療者の取り組みが十分だったとは言えない。その背景には、羞恥心や日常業務の多忙さに加えて、卒前教育や卒後トレーニングの過程で人間の性反応全般、さらには治療の影響や対応策を学ぶ機会がほとんどないことが挙げられる。この点は、医学的介入が論じられやすい生殖医療との大きな相違点である。生死に関わる状況において、性の悩みへの対応は優先順位が低いとする価値観があったことも否定できない。

　また、従来の研究では女性より男性のがん患者が研究対象になることが多かった。男性の場合は症状の重症度や治療効果が勃起障害(ED)の程度によって判定しやすく、簡便なスクリーニング指標も存在する[1]。しかし女性の性反応は、性欲・性感・オルガズム・疼痛・満足度といった要素が複雑に関連し、測定は必ずしも容易ではなかった。近年、女性性機能尺度の日本語

版も発表されており[2]，女性性機能に関する定量的研究の進展が期待される。

がん種については，乳がんを除けば骨盤領域のがんが取り上げられることが多く，頭頸部がん，四肢切断を要するがん，小児がん，血液悪性腫瘍などの治療と性機能障害に関する研究は国際的にも少ないのが現状である。

今後は，より広い背景をもつ患者やパートナーを研究対象に含め，その性反応の変化の実態や支援ニーズを明らかにすることが課題である。

C　がんが引き起こす性機能障害

人間の性反応は，性欲相，興奮相，オルガズム相に分けられ，各相は互いに影響しあう[3]。がんの症状や治療に由来する性機能障害も性反応の複数相にまたがることが多い。以下に，がんが引き起こす性機能障害の関連要因や，各種がん治療の具体的影響について述べる。

1　関連要因

がん患者やパートナーの性機能障害を考える際には，性行為を単なる身体的・生理的反応ではなく種々の心理社会的要因に影響される個別性の高い現象ととらえることが重要である。性機能障害の原因は心因性・器質性・混合性の3種に分類され[4]，同じがん種で類似の治療を受けても，治療後の心身の回復度，治療後の自分の性的魅力に対する自信，性行為に関するパートナーとのコミュニケーションや全般的な人間関係などによって患者の性的満足度は左右される。医療者は，がん治療が引き起こす性機能障害を安易に一般化して予測しないよう留意する必要がある。

2　各種がん治療の影響

各種がん治療が引き起こす性機能障害の概略を以下に示す。詳細については，参考文献を参照していただきたい[5~7]。

a）外科手術

男性の場合，前立腺全摘除術，膀胱全摘除術，腹会陰式直腸結腸切除術，全骨盤内容除去術などの手術によって神経損傷によるED・射精障害をきたすことがある。術式選択について患者と十分話し合う必要があるが，医療者

はED発症の可能性だけでなく対処方法や改善の見込みについても説明することが肝要である。対応については泌尿器科医との連携が求められ，日本性機能学会によるED診療ガイドライン[8]も参考になる。

女性の場合，広汎子宮全摘術による腟短縮，両側卵巣摘出術による卵巣機能不全，根治的外陰切除術による外陰部の変形などは，性欲低下や，性的興奮およびオルガズムの障害の原因となる。両側卵巣摘出術による卵巣機能不全は腟粘膜萎縮や潤滑低下を引き起こし性交痛の原因となる。乳房切除術については，乳房温存術と乳房全摘術の比較において一定の結論は出ていない。乳房という身体部位への愛着に個人差があることが一因と考えられる。乳房再建術については，再建術を希望する患者が満足度の高い整容性を得た場合，性的魅力の自信回復に役立つと予想される。

性別を問わず，ストーマ造設術，四肢切断術，頭頸部手術などに伴う外見的変容や，リンパ節切除によるリンパ浮腫は，患者のボディ・イメージに影響し，性欲や性感の低下をきたす。喉頭摘出により声を失うことも，性行為に影響することがある。

b）放射線治療

放射線療法の影響は，全身症状と局所症状に分かれる。全身症状には照射による全身倦怠感や頻回の通院による疲労感，消化器症状などがあり，性欲低下の原因となる。骨盤領域への放射線照射は，男性の場合，ペニスへの血液供給血管である動脈壁の損傷によりEDをきたすことがある。閉経前女性の場合，骨盤領域への照射が卵巣機能不全を引き起こし，更年期症状（腟潤滑低下，腟乾燥感，ホットフラッシュなど）をきたすことが多い。また，閉経の有無にかかわらず，腟組織の炎症と瘢痕収縮によって腟の内腔が狭小化し強い性交痛の原因となりやすい。照射後の瘢痕収縮の予防には腟ダイレーター[9]が効果的である。放射線治療による性機能障害の程度は，照射線量や照射領域の広さ，さらに患者の年齢にも影響される。

c）化学療法・内分泌療法

各種固形がんや血液系悪性腫瘍に用いられる化学療法・内分泌療法の影響も，全身症状と局所症状に分かれる。治療に伴う全身症状（倦怠感・食欲不振・脱毛・体重変化・悪心嘔吐・筋力低下など）は，男女ともに性欲低下や性感低下の原因となる。

男性患者の場合，前立腺がんに対する抗テストステロン療法は性欲低下，ED，オルガズム閾値の上昇の原因となり得る。女性の場合，卵巣毒性が強い抗がん剤や内分泌療法で用いられるLHRHアナログは，エストロゲンを抑制することによって腟潤滑低下・腟粘膜萎縮・腟粘膜の伸展性低下などの変化を引き起こして性交痛の原因となることが多い。治療による卵巣機能不全症状は，発症が生理的更年期の場合より急激であることが特徴である。さらに卵巣から少量産生されているテストステロンが抑制される結果，性欲低下やオルガズム閾値の上昇も生じ得る。

　造血幹細胞移植による移植片−宿主病(GVHD)や自律神経障害は，男女ともに性機能障害の原因となり得る。女性には腟狭窄や癒着を引き起こすこともある。

　化学療法に伴う骨髄抑制が強い時期には，感染や出血予防のために一時的に性行為を控える必要がある。その場合，永続的に性行為が禁じられたと誤解する患者も存在するため，骨髄抑制が回復すれば性行為を再開できることを明確に伝えることが重要である。

D 一般医療者が対応するべきこと

1 基本的な考え方

　医療者は通常，患者の状況に応じて標準的な治療の提案や助言を行う。しかし，性のありかたは個人やカップルによってさまざまであり，必ずしも「標準的な正解」があるわけではない。性機能障害への対応において医療者に求められるのは，答えを与えることよりも，患者とパートナーが自分たちなりの答えを見つけるための支援である。特に，①起こり得る性的変化の基本情報をわかりやすく提供すること，②患者とパートナー双方の視点から問題点を整理すること，③カップルのコミュニケーションを促すこと，の3点は重要である。

　起こり得る性機能障害については，可能な限り治療選択の時点で提供することが望ましいが，遅くとも退院指導の場面では，日常生活のヒントの一部として提供する必要がある。パンフレットなどを渡す際は，年齢や婚姻状況によって患者を取捨選択せず，すべての患者への基本情報として位置付けるとよい。

2 ● 一般医療者による性相談の「PLISSITモデル」

性の専門家ではない一般医療者が患者の性相談にのる場面では，PLISSITモデル(表2-16)[10]という考え方が広く用いられている。「PLISSIT」とは対応の4段階(P-LI-SS-IT)の頭文字をとった名称であり，一般医療者がはじめの2段階の「許可」「基本的情報の提供」に対応するだけで，性機能障害を予防し相談を促す効果があると言われている。

第2段階「基本的情報の提供」では，治療関連の情報に加えて，患者とパートナー双方に向けた「気持ちが楽になるヒント」の一般的アドバイスをすることも効果的である(表2-17)。

第3段階「個別的アドバイスの提供」では患者の状況をより詳細に知ることが求められる。性に関する個別の問診においては，がん診断前の性行為の状況(頻度や満足度)，がん以外の性機能障害の危険因子(心血管疾患，糖尿病，喫煙，アルコール依存，肥満，閉経など)，心理社会的状況(パートナーとの人間関係，抑うつ，不安など)，医学的状況(診断，進行度，治療内容など)の把握がポイントとなる[11]。

第4段階「集中的治療」は長期的に未解決の性の悩みをもつ患者が対象にな

表2-16　一般医療者による段階的性支援のPLISSITモデル

P：Permission　(許可：性相談を受け付けるというメッセージを出す)
医療者が患者の性の悩み相談に応じるというメッセージを明確に患者に伝える。患者にとって，その時点における性の優先順位が低い場合は，無理に性の話題を掘り起こす必要はない。

LI：Limited Information　(基本的情報の提供)
予定される治療で起こりうる性的変化と対処方法について，基本的情報を患者に伝える。患者用パンフレットなどを渡す。

SS：Specific Suggestions　(個別的アドバイスの提供)
それぞれの患者のセックスヒストリーに基づき，より個別的な問題に対処する。性的問題を引き起こす原因(性機能の障害，ボディ・イメージの変容，治療関連副作用，パートナーとの人間関係など)を特定し，それらの問題に対する対応策を患者とともに検討する。

IT：Intensive Therapy　(集中的治療)　以下のような背景がある場合，より専門のスタッフに紹介する。
患者が抱える性的問題が重症で長期化している。
性的問題が発病前から存在し，未解決である。
性的虐待などのトラウマがある。

(Annon JS：The PLISSIT model — a proposed conceptual scheme for the behavioral treatment of sexual problems. J Sex Educ Ther 2：1-15, 1976 より筆者作成)

表2-17 患者とパートナーに伝えたい「気持ちが楽になる性生活のヒント」

1. 性行為によって病気が進行することはありません
2. 起こりうる性的変化を知りましょう
   ・外科手術後のからだの構造を理解する
   ・各種治療によって起こりうる変化とそのメカニズムを知る
   ・性に影響しそうな併用薬（抗うつ剤，降圧剤など）の有無を確認する
   ・年齢相応の加齢現象もある
3. 少しずつ，ゆっくり始めましょう
   ・ゆったりした雰囲気をつくる（照明，音楽，話題など）
   ・いきなり性交を目指さない（手をつなぐ，優しく抱き合う，背中や手足のマッサージなどから始める）
4. 発病前のパターンにこだわらなくても OK
   ・時間：疲労がたまっていない時に
   ・体位：患者側に負担が少ないように
   ・着衣：その時に最も楽な形（抵抗があるなら着衣のままでも）で OK
   ・「相手の満足」だけでなく「自分の満足」を大切に
5. 何はなくてもコミュニケーション！
   ・察しあいをやめて，言葉によるコミュニケーションを心がけよう
   ・無理な我慢は長続きしない
   ・前向きな言葉で伝えよう
   ・ボディ・ランゲージも効果的
6. 疼痛などの症状コントロールが不十分なら医療者に相談を
7. 暮らし全体の見直しも大切です
   ・暮らしのペースに無理はありませんか？
   ・パートナーと一緒にゆったりとした時間をすごせていますか？
   ・自分の時間も大事にできていますか？
8. 使える商品や相談窓口があります
   ・他科との連携（泌尿器科，精神腫瘍医，心療内科医など）
   ・看護師による相談窓口（ストーマ外来を含む）
   ・水溶性腟潤滑ゼリーや腟ダイレーター

（高橋 都：がんサバイバーの性機能障害と性腺機能障害への支援．腫瘍内科 5：139-144, 2010 より引用）

る。わが国では性相談に対応する専門家は不足しているが，性相談にも対応する精神心理専門家への紹介を検討する。

3 ● 利用可能なリソースと学習の機会

　治療由来の卵巣機能不全が引き起こす性交痛の予防には，簡単に洗い流せる水溶性腟潤滑ゼリーの使用が効果的であり，製品としてリューブゼリー®などが販売されている。一般薬局や通信販売で入手できるが，医療施設の中には院内売店で販売しているところもあり，無料試供品を病棟や外来のカウンターに置くのも一法である。卵巣機能不全に対して，女性ホルモン依存性のがんでなければホルモン補充療法が適応になる場合もある。

医療者ががん患者の性機能障害について学ぶ機会は近年増えており，本項に示したような参考書も出版されている．医療チームによる早期の情報提供と相談対応によって性機能障害の予防や軽減が期待され，QOLに関連する他のトピックと同様，医療チームとして取り組むことが効果的である．

E おわりに

がんに関連する性機能障害について，国内のデータはまだ十分蓄積されていない．今後，患者とパートナーの心身の状況と性機能障害に関する多角的な実証研究や，一般医療者向けの教材と研修機会の充実が期待される．

（高橋　都）

文献

1) 日本性機能学会ホームページ，ED 診療ガイドライン（IIEF, IIEF5, SHIM の新しい日本語訳）
   http://www.jssm.info/guideline.html#
2) 高橋　都：わが国で活用できる女性性機能尺度の紹介― Sexual Function Questionnaire 日本語 34 項目版と Female Sexual Function Index 日本語版．日本性科学会雑誌 29：21-35, 2011
3) 日本性科学会（監修）：セックスカウンセリング入門　第 2 版．金原出版，2005
4) Hatzichristou D, et al：Recommendations for the clinical evaluation of men and women with sexual dysfunction. J Sex Med 7：337-348, 2010
5) Sadovsky R, et al：Cancer and sexual problems. J Sex Med 7：349-373, 2010
6) National Cancer Institute PDQ® Health Professional Version. Sexuality and Reproductive Issues
   http://www.cancer.gov/cancertopics/pdq/supportivecare/sexuality/HealthProfessional
7) アメリカがん協会（編），高橋　都，針間克己（訳）：がん患者の〈幸せな性〉―あなたとパートナーのために　新装版．春秋社，2007
8) 日本性機能学会 ED 診療ガイドライン作成委員会（編）：ED 診療ガイドライン 2012 年版．リッチヒルメディカル，2012
9) 高橋　都：腟ダイレーターとその使用法．産婦人科治療 89：69-72, 2004
10) Annon JS：The PLISSIT model ― a proposed conceptual scheme for the behavioral treatment of sexual problems. J Sex Educ Ther 2：1-15, 1976
11) 高橋　都：がんサバイバーの性機能障害と性腺機能障害への支援．腫瘍内科 5：139-144, 2010

2 社会的問題

治療における経済的負担

A はじめに

　がんサバイバーにとって医療費の経済的負担は大きく，「痛み」のひとつにとらえられている。医療費などの経済的なことを医療者には相談しづらいものだが，目の前のサバイバーが，今どのような状況で生活をしているのか想像するだけで，関心の持ち方が変わると思われる。以下，具体的な相談事例から実際にどのような社会資源が利用できるのかを説明する。

B 相談事例

1 母子家庭で乳がんと診断された40歳Aさん

a）概要

　Aさんは，職場の検診で乳房のしこりを指摘され，総合病院で検査を受けたところ，乳がんと診断された。5年前にご主人を病気で亡くしており，高校生と中学生の2人の子どもがいるお母さんで，ご主人亡き後は会社に勤め，一家の大黒柱として家計を支えていた。そのような家庭環境のAさんにとって乳がんの診断は生命への不安とともに，今後予定されている手術や長期間に及ぶ化学療法などの医療費の経済的な不安を強く抱き，相談にみえた。

b）Aさんが利用した社会資源

　医療費の負担に対して，高額療養費限度額認定証の手続きを行うとともに，Aさんが加入している健康保険組合が独自でもっている高額療養費付

加給付制度の利用ができ，不安を軽減して治療に臨むことができた。

2 住宅ローンを抱えながら直腸がんの治療を受けるBさん
a) 概要
　Bさんは企業に勤める会社員。家族は専業主婦の妻と中学生の長男がいる。1年前に直腸がんの手術を行ったが，最近，肝臓に再発が見つかり，抗がん剤の治療を受けている。しかし，病気の進行により，体の不調も強く，医師からの助言もあり，しばらく仕事を休み，治療に専念しようかと考えた。しかし，すでに有給休暇も使いきっており，仕事を休んだら給料の支給もされなくなるので，医療費や住宅ローンの支払いなどのことが不安になり，相談にみえた。

b) Bさんが利用した社会資源
　医療費への不安に対して，高額療養費限度額認定証を利用し，医療費の負担軽減を図った。また，仕事を休み，給料が支給されない場合に健康保険から保障される傷病手当金の制度があることを伝え，無理に仕事をせず，安心して療養できるよう支援した。

3 妻に経済的な負担をかけたくない自営業の50代Cさん
a) 概要
　住宅設備関係の工務店を経営していたが，2年前に前立腺がんがわかり，治療を受けてきた。最近，腰椎にがんが転移していることがわかり，仕事ができなくなり，工務店を閉じた。今は細々と奥さんがパートに出て，何とか生計を立てているが，奥さんに負担をかけているのが辛く，せめて医療費ぐらい自分で何とかしたいと相談があった。

b) Cさんが利用した社会資源
　Cさんも，Aさん，Bさん同様，高額療養費限度額認定証の手続きを行った。また，Cさんは初診日から1年半を経過し，保険料の未納などなく，病気の状態なども障害基礎年金を受給できる条件を満たしていたことから，手続きを行い，数か月後に障害基礎年金を月約7万円受給できるようになり，治療費を何とか自分で負担できるようになった。

C 高額療養費制度と高額療養費限度額認定証など

　高額療養費制度と高額療養費限度額認定証は，保険適応分医療費の自己負担に適応される制度で，長期間に及ぶがんの治療を受ける多くのがんサバイバーにとって心強い制度のひとつである。

1 ● 高額療養費制度

　高額療養費制度とは，1か月間（1日〜月末迄）にかかった保険適応分医療費の自己負担額が所得に応じて，上限額が設定され，その上限額以上の自己負担が発生した場合，それを超えた分の医療費が還付される制度である。

　高額療養費が多数月該当する場合には，自己負担の上限額が軽減される仕組みになっている（表2-18）。

2 ● 高額療養費限度額認定証

　高額療養費制度は通常，医療費の自己負担額を病院窓口で支払いを済ませ，被保険者が加入している健康保険組合などに手続きを行い，数か月後に還付されるが，還付されるまでの負担が重荷となる。高額療養費限度額認定証は，予め手続きをしておき，認定証を病院窓口で提示することにより，高額療養費の限度額以上の自己負担額を支払わなくてすむようになる制度である。

　限度額適用認定証の手続きについては図2-9を参照していただきたい。

3 ● 健康保険組合の高額療養費付加給付制度

　この制度は健康保険組合でも一部の健康保険組合で実施されているもので

表2-18　高額療養費制度

所得区分	医療費の自己負担限度額（円）	
	1か月あたり・3か月分まで	多数該当
A　上位所得者	150,000＋（総医療費－500,000）×1％	83,400
B　一般	80,000＋（総医療費－267,000）×1％	44,400
C　低所得者（住民税非課税世帯）	35,400	24,600

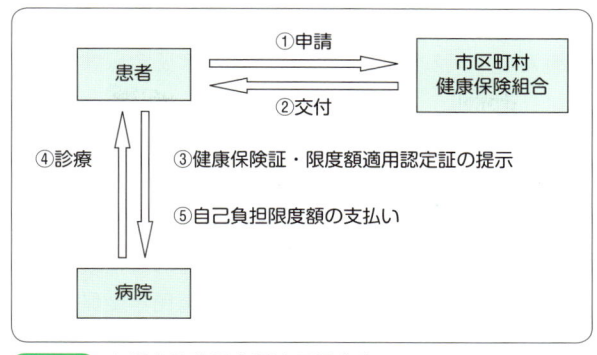

図2-9 高額療養費限度額適用認定書

ある．健保組合で独自に定めた上限額を超える医療費の自己負担分を組合が負担する制度である（例えば，20,000円を超える額を組合が負担して，その額を超えた額が被保険者に還付される）．国民健康保険，協会健保加入者，付加給付制度を実施していない健康保険組合の加入者は利用できない．

D 傷病手当金制度

1 傷病手当金制度の概要

傷病手当金は病気などにより仕事を休み，会社から給料の支給がない場合，または支給されても傷病手当金の額を下回る場合に，その差額が支給される制度である．

a）受給要件

被用者保険（健康保険，共済保険，船員組合）の被保険者本人（国民健康保険加入者は利用できない）が病気などのために働くことができなく，仕事を休んだ日が連続して3日間続いたうえ，4日目以降休んだ日に対して支給される．

b）支給額と支給期間

支給額は1日につき標準報酬日額の2/3に相当する額が支給され，期間は支給開始日から1年6か月間支給される．

※支給可能かどうかは他にも保険の加入期間や年金の受給状況により異なる．

c）手続き窓口

被保険者が加入している健康保険組合，けんぽ協会保険など。

E 障害年金制度

公的年金には老齢年金，遺族年金，障害年金の3種類があり，さまざまな条件を満たしている必要があり，誰でも受給できる制度ではないが，がんの方でも障害年金を受給できる可能性があり，経済的な補償をするサバイバーにとっては大切な制度である。障害年金には，国民年金保険加入者を対象とした障害基礎年金と厚生年金加入者を対象とした障害厚生年金などがある。

1. 受給要件

初めてがんと診断された日までの被保険者期間に，原則としてその期間の2/3以上の保険料の未納期間がないことや障害の状態が認定基準に該当することなどさまざまな要件があり，詳細は日本年金機構などで相談することが望ましい。

2. 認定基準

日本年金機構では表2-19のように障害等級を定めている。

表2-19 障害等級の認定基準

令別表	障害の程度	障害の状況
国年令別表	1級	身体の機能の障害または長期にわたる安静を必要とする病状が前各号と同程度以上と認められる状態であって，日常生活の用を弁ずることを不能ならしめる程度のもの
国年令別表	2級	身体の機能の障害または長期にわたる安静を必要とする病状が前各号と同程度以上と認められる状態であって，日常生活が著しい制限を受けるか，または日常生活に著しい制限を加えることを必要とする程度のもの
厚年令別表第1	3級	身体の機能に，労働が制限を受けるか，または労働に制限を加えることを必要とする程度の障害を有するもの

(http://www.nenkin.go.jp/n/open_imgs/service/0000006949.pdf)

3. 支給額・年額（障害基礎年金）

【1級】　786,500円×1.25＋子の加算
【2級】　786,500円＋子の加算

　がんサバイバーが適切に年金受給受給するために，医療者はがんサバイバーの日常生活状態をきちんと聞き取り，診断書を作成することが求められている。

（神田美佳）

就労問題

A はじめに

　昨今の目覚ましいがん医療の成果により，世界的にも，がんの罹患率および死亡率の低下が着目されてきた。がんは今では慢性疾患として位置づけられ，がん医療は次のステップに入り，がん経験者またその家族の生活の質に目を向けた医療が提供されてきている。欧米ではその考えに基づき，がんサバイバーシップとして，医療政策・研究中枢機関などにおいても多角的にも進められている。わが国でも，がんサバイバーシップの中においての〈がんと就労〉に着目した支援へ向けた仕組みの職場環境や相談体制への整備が必要とされている。

B 現状

1 がん罹患率と就労

　全がん罹患者のうち，20〜69歳までが46.8％も占め，約半数が就労可能年齢で罹患している。この世代は家庭でも社会でも中心となる世代であり，がん罹患は大きな影響を社会に及ぼす。がん経験者を調べた調査でみると，20〜69歳で約7割が年収の4割の減少となっている。これには雇用形態の違いや企業規模による福利厚生の差なども大きく関与していると考えられる。

　がんの中でも特に乳がんは就労可能年齢での罹患率が高く，また日本において年間約5万人が診断され，約1万人の死亡率を考えると，年間4万人のサバイバー（がん経験者）が新たに社会の中で生活することになり，昨今の女性の社会進出もあり，がん経験者の就労支援は希求の課題である（参考：全がんでは2015年に約530万人のサバイバーが存在）。

　2012年6月に，第二次がん対策推進基本計画が始まり，がん患者の就労を含めた社会的問題として，職場でのがんの正しい知識の普及，事業者・がん患者やその家族・経験者に対する情報提供・相談支援体制のあり方などの検討，医療従事者，産業保健専門家，事業者らとの情報共有や連携の下，治療と職業生活の両立を支援，が追加され，相談支援体制へさまざまな取り組

みが進められている。

　生存率や長期生存，治療効果のみを重視するのではなく，発病し，がんの治療を終えて，それからの人生において，自分として，家庭の中で，また社会の中でどのように生きていくかも配慮したバランスの取れたがん医療の次のスッテプへ移りいく時代にある。

2 海外・日本における研究

　欧米ではすでに36もの研究が論文として発表されており，そのメタアナリシスが2009年にアメリカ医学会誌に掲載されている。20,366名のがん経験者の無就労率は35.6％と，コントロールとした157,603名の健康者の15.2％に比べて有意に高かった[1]。また，韓国からも5,396名を対象とした研究として，47％が仕事を失ったとの研究が報告されている[2]。がんサバイバーシップケア（がん経験者の中長期的な社会・経済問題）については，ASCO（米国臨床腫瘍学会）やESMO（欧州臨床腫瘍学会）でも多くのセッションが開かれており，非常に関心が高くなっている。

　日本のがん経験者の就労に関する実態調査としては，2004年に厚生労働科学研究・山口班の他，2008年以降は患者会などを中心に4つの研究報告がされている。このうち，2010年に一般社団法人CSRプロジェクトが行ったアンケート調査では，全855名の回答数のうち，有効回答数770名，その21％が依頼退職，解雇，廃業となり，休業を含めると30％が仕事に何らかの影響を受けていることが把握されている。

　2012年厚労省研究班「治療と就労の両立に関するアンケート調査」での，がん診断後の働き方への変化の結果では，退職して再就職が13.9％，退職して無職が9.7％，違う部署に異動が13.1％，変わらないが55.2％であった。

　がん診断後の就労に関して困ったことを（表2-20）に示す。

　2012年アフラック（アメリカンファミリー生命保険会社，日本における代表者・社長：外池　徹氏）が，全国のがんサバイバー（がん罹患経験があり，治療を完了している男女）を対象に行ったインターネット調査では，全362名（男女比50：50）の回答のうち，就労状況と職場環境について，職場の制度・雰囲気や周囲の人が「がんに対して理解がある」と答えた人が約6割だった一方で，「どちらでもない」「理解がない」と答えた人が約4割と答えている。

表 2-20 がん診断後の就労に関して困ったこと（一部抜粋）

①経済的な問題	欠勤や退職などにより収入減，治療費が高額
②職場の制度や対応の問題	傷病手当金などの制度がわからない，勤務形態などの相談窓口がわからない，関係者への病気の伝え方に悩む
③通勤や仕事中の副作用，後遺症の問題	しびれやむくみで仕事の効率が落ちたり，もの忘れがひどくなったように感じる
④再就職時の病名公表などの問題	病名を履歴書に書く必要があるか
⑤心理的な負担	仕事への自信低下，取り残される焦燥感，解雇への不安
⑥医療側の問題	診療が平日に限定され通えない，治療と仕事の両立に関する相談ができない

　がん罹患について，職場に報告しなかった人は29％で，主な理由としては「言っても仕方がない」52％，「理解してもらえない」16％，「心配かけたくない」8％，「辞めるから」5％と，がん患者に理解がある職場が増えているものの，最初から諦めてしまう患者も多い可能性が浮き彫りになった。また，有給休暇以外の会社制度の利用をした人は31％で，利用した制度としては，「特別休暇制度」「治療休暇」「傷病手当」であった。職場内で最初に報告・相談した相手は，「直属の上司」「先輩社員・同僚」の順で，仕事への影響を考慮し，まずは上司に話す人が多い。他にがん罹患について職場内で直接話した相手については，「誰にも話していない」という人が4割近くで，直属の上司をはじめとする，身近にいる周りの人の理解の重要性がうかがえる報告がされている。

3 がんサバイバーに必要とされる"交渉"力

　「がん」と宣告された時，誰でも，自分の生活や仕事のこと，そして，今後どう生きたいかという人生を考える。家族と職場，身近な理解者と話し合い，自分がどう働きたいか，どう生きたいのかをしっかり考え，自分自身が選択することが重要になる。そのコミュニケーションを通じた自己決定が，その人の人生を支えることになる。
　アメリカでは，がんと診断された人びとを支援する心理教育プログラムの1つとして，Cancer Survival Toolbox™ [3]があり，峯岸ら[4]が日本にも紹介している。その中で，がんサバイバーに必要とされる力のひとつに「negoti-

ating＝交渉」を挙げている．交渉とは，2人またはそれ以上の人々の間で，ある問題について話し合い，ひとつの同意に到達することを試みるひとつの会合であると定義されている．Roberts SJ らはセルフケアをエンパワメントする観点からも，交渉とは患者と専門家が医療におけるコントロールや力を分かち合うために，両者の相互作用を促進する方略と述べている．そのプログラムでは，交渉のスキルのプログラムとして，看護師が30分間にわたり，コミュニケーションの必要性とスキルについて，①情報の集め方，②交渉のプランの立て方，③自分の限界の設定，④自分の内なる気持ちへの気づき，⑤両者が勝利する状況のつくり方を紹介する．さらに，⑥交渉の実際として，3人のサバイバーが体験の紹介，職場の差別からの自分自身を擁護する方法についての紹介などをする．

がんサバイバーは，仕事への復帰，継続への不安，がん罹患による仕事への影響，解雇，職場の人間関係などの問題に対し，特に職場の人々や雇用者と交渉の話し合いによる対応をすることになる．また，交渉は家庭でも必要になる．"元気そうだから"と思う家族や周りの人に，自己の状態を理解してもらい，役割とサポートについて話し合えるコミュニケーション力や情報探求の力，意思決定の力，さらには，職場の差別から自分自身を擁護する方法などの知識が重要で，その基本的なスキルを学ぶ機会が必要である．

C 聖路加国際病院　就労リングプログラム（表2-21，図2-10）

乳がん罹患後の就労に関する悩みに対する問題解決の場として，就労中の乳がん患者を対象としたグループ介入（「就労リング」と名づけた）を施行している．特にグループ介入の内容・目的は，就労規則の知識の提供を行い，問題点を共有し，患者の問題解決能力やコミュニケーション能力を高めることである．参加された方からは，「会社側の義務や，働く側の権利について労働関係法規を学べてよかった」「ここで学んだ知識のおかげで，産業医との話し合いができた」「みなさんが，それぞれの困難を乗り越えてきた経験が共有され，プログラム以上の情報を得られた」「病院関係者や職場，患者同士のネットワークができた」などの声が聞かれている．

表 2-21 就労リングのプログラム

	就労リング
時間と回数	1時間×3回
内容	問題解決技法型(Problem-solving Type) 第1回・治療に関する情報や見通しの整理 　　　・就業規則，社内制度，産業医について 　　　・働くことへの希望や想いについて 第2回・休職中の過ごし方と利用できる制度 　　　・働き方，働き場所の変更と情報開示について 　　　・仕事の価値観など 第3回・雇用に関わる労働条件，労働法の考え方
ファシリテーター	看護師＋MSW(社労士，産業カウンセラー)
目的	労働に関する法律，制度の知識の習得 直接的な問題解決 問題解決技法の習得

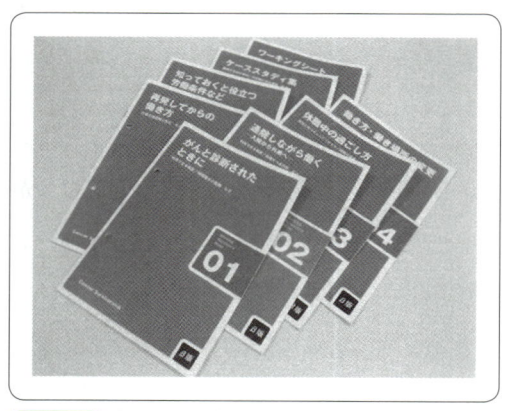

図 2-10 就労リングのテキスト
(http://www.survivorship.info/ でダウンロード可能)

D 課題

　働くがん患者の支援は，医療機関，職場，地域，家庭から成り立ち，さまざまな人たちが関与することになる。すべての人と関わり合うのは患者本人だけであり，本人の説明力と対応力を上げる支援と患者本人の負担を軽減するためにそれぞれの機関が連携をもち支援することが必要になる。就労に関

する問題は，診断を受けた急性期から治療を継続し経過観察をしている時期でも悩んでいる人は多く，また，企業や雇用体系によりさまざまであり，国や行政，医療，関係団体などの取り組みが必要になる．近年のがん医療は年々進歩し，その情報は書物やインターネット，テレビ，口コミなどを通して社会に氾濫している．その情報を得ることでサバイバーは治療を受ける機会と自分らしく生きる方法を選択しようとする．サバイバーは，「病気のことを本当に周りに話して大丈夫か？」「本当はみんなどうしているのか？」「法律的な知識や情報と，他のサバイバーがどのような経験をしながら生きているかを知りたい」などと感じており，それらの情報を自己の問題解決に役立てている．米国では，1970年代に多かった職業上の差別の問題は，がん治療の完治割合の増加とサポートサービスの充足により減少傾向にある[3]．

がんサバイバーに関する相談対応には，医療や労務に関する専門的かつ広範な知識・経験が要求される．それぞれの分野との効果的な連携が重要となる．

日本人らしい心のこもった輪（リング）のがんサバイバーの支援を，医療の現場から実践的な活動を発信していくことも必要である．がん診療連携拠点病院の相談支援センターや医療機関が窓口となり，患者本人や家族，主治医，人事関係者，産業保健スタッフ，地域，社会保険労務士や産業カウンセラーなどとの連携，調整が必要である．

（橋本久美子）

文献

1) de Boer AG, et al：Cancer survivors and unemployment：a meta-analysis and meta-regression. JAMA 301：753-762, 2009
2) Park JH, et al：Job loss and re-employment of cancer patients in Korean employees：a nationwide retrospective cohort study. J Clin Oncol 26：1302-1309, 2008
3) The National Coalition for Cancer Survivorship：Cancer Survival Toolbox[TM] [On-line]．http://www.canceradvocacy.org/toolbox/
4) 近藤まゆみ，峰岸秀子（編）：がんサバイバーシップ．医歯薬出版，2006

家族のサポート

A はじめに

　通常，家族の一員にがん患者がいるという状況は，その家族の生活様式に大きな影響を及ぼす。患者自身がその家族の中で担っていた役割を他の家族が代行したり，治療のために，新たな役割が必要になったり，時には家族の生活形態の多くを変えることが必要になることもある。これらは，家族の中の1人ががんの診断を受けた不安と混乱の中にいる家族に，突然課せられることになる。治療が長期に及んだり，治療終了後も再発の不安をもちながら通院するサバイバーは，精神的にも身体的にも発病前の状態に完全に戻ることは困難なこともある。だから，早期からの家族のサポートを行うことは，サバイバーの生活の基盤を整えることとなり，がん診療におけるトータルケアとして欠かせない。

　2006年 National Cancer Institute は，24％が子育て中のがん患者であることを報告している[1]。乳がん，子宮頸がんなど，若年層のがんの罹患が徐々に増加していることが背景にあろう。

　本項では，家族の一員として気に留めながらも，関わることを敬遠されがちな子どものサポートに焦点を当てて述べる。

B 子育て中のがん患者の気がかり

　最近は，育児に積極的に関わる男性が増え，また，仕事と育児を両立させながら家庭での役割を果たしている女性も増えた。Semple ら[2]によると，子育て中のがん患者の悩みは，子どもにとって良い親であり続けること，子どもへの告知，家族の中での役割を継続すること，という報告があるように，子どもの存在は親にとって自身の生活を考えるうえで大変重要なのである。

　筆者らの施設では，2008年7月からチャイルド・ライフ・スペシャリスト（以下 CLS）[3]を中心にしたチームで，子育て世代のがん患者の支援を開始した。特に，乳がんは女性の生涯で8人に1人が罹患し，55歳未満の乳がん患者の1/3は，学校に通う年齢の子どもをもつ[1]ということで，特にこの

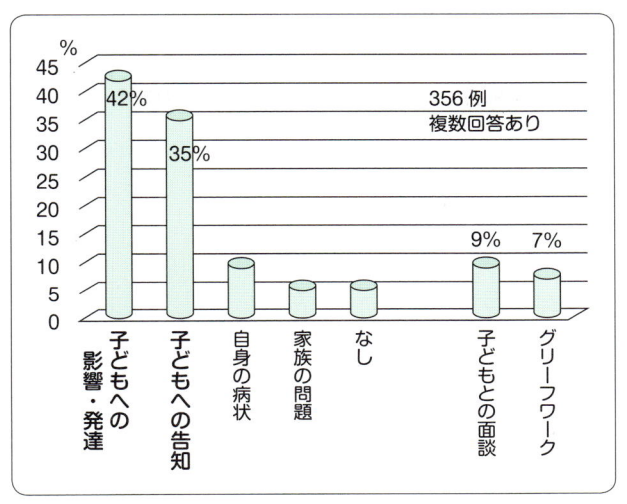

図 2-11 乳がん患者からの相談内容

子育て中の乳がん患者 356 例（2008 年 8 月〜2011 年 11 月）の相談をまとめたものが図 2-11 である。親の病状が子どもに与える影響についてが約 40％，子どもへの説明の仕方についてが 35％であった。"心配はない"という理由としては，すでに子どもに病状を伝えたうえで問題ない，子どもの年齢が中高生や乳幼児期なので今は問題ないという患者や，病気が早期発見であったので患者自身が元気であるから，という理由が多かった。相談者全体の 9％が子どもとの面談を希望され，病状の進行から 7％がグリーフワークに及んだ。

　育児に直接関わる時間が長い母親ががん患者となった場合，子どもの生活にさまざまな影響を与えることになる。入院・通院中の子どもの預け先の懸念，そこに子どもが適応してくれるか否か，闘病中も今まで通りに子どもの対応ができるか，毎日の入浴をどうするかなど，核家族がほとんどである最近は日々の生活の多くの場面に工夫と協力が必要になる。

　また，がん患者の親をもつ子どもをサポートグループに参加させた乳がん患者の自由な語りの中の子どもに関する内容に注目すると，子どもに伝えること，子どもの様子，子どもへの思い，自分と子どもとの関係の 4 項目が抽

出されている[4]。その内容は，親の病気を伝えるまで子どもに質問させない壁を作っていた反省，思った以上に子どもは力をもっていることへの気づき，子どもの成長に喜び，子どもからの気遣いに感謝，伝えたことで子どもに恐怖を与えてしまったかもしれない後悔，親として余裕をもって子どもを導きたいなど，多くが語られていた。

C がん患者を親にもつ子どもの心

1 海外の報告

Osborn[5]は，がん患者とその子どもに関する10の調査報告(1994〜2005年)をレビューしている。半分の報告は100%が，残り5つの報告は80%以上が母親ががん患者である集団とその子どもの調査である。がん患者を親にもった子どもはおおむね心理・社会的な問題はないものの，わずかに内向性の問題をもつリスクが高い，とまとめている。また，乳がん患者を親にもつ子どもを対象群・そのクラスメイトを比較群にした調査では，男児のほうが集団に存在するうえでの感受性が高く，孤立しやすいという報告[6]や，両親が辛いと感じている場合にその子どもは内向性が高い行動をとるという報告[7]がある。また，母親が乳がん患者であることのストレス反応は男児の33%よりも，女児で45%と高い(男児21%，女児35%という報告[8]もある)という。その他，家族の凝集性の低さは子どもの外向性を，母親の抑うつ状態は子どもの内向性を助長しているという報告[7]や，オープンコミュニケーションであること[8]，親子関係[7]，夫・父親としての在り方[9]なども，関連因子として挙げられている。1人親家庭，きょうだいの数が少ない，第1子，学童期の子どもたちは，有意に情緒・行動の問題が生じやすいという[9]。

また，母親のがんに関する統計学的因子，例えば診断されてからの期間，治療内容は，子どもの心理状態とは明らかな関係は認められていない[8]。しかし，再発がんの母親をもつ娘たちのほうが初発のがん患者である母親をもつ娘たちよりもストレス反応を示していた[8]という。

2 日本の現状

思春期に母親が乳がんに罹患した経験のある20代女性3人のインタビューの報告[10]がある。「"乳がん"と知らされて，その深刻さは理解できた

(10歳当時)」,「母親の生死が最も気になった」,「母親の闘病が自分の日常に具体的にどのように影響するか気になった」,「発病後の母の心情の変化を十分察知している」,「病名・病状の伝え方は，年齢によって受け止め方は異なるだろうが，わかっていることを率直に伝えてもらった方が対応しやすい」,「友人やネットからの情報が身近にある。だからこそ正しい情報を教えてほしい」と話している。

また，乳がん患者親子を対象に行ったアンケート調査[11]において，母親が重い病気になったことをトラウマ体験とした場合の心的外傷後ストレス症状（PTSS）は，乳がん患者である母親が51%（カットオフ値以上），子どもは52%（中等症以上）と，母親と同頻度に子どもも PTSS を呈している（図2-12）。また，母親の病気の説明を受けた子どものほうが有意に PTSS は低い傾向であった（図2-13）。子どもたちは，自分が患者でないにもかかわらず，患者同様の頻度でストレス症状を呈しているというこの結果は，子どもたちへの支援の必要性を改めて考えさせられるものである。

そして，親自身のソーシャルサポートの享受感が低い（$p<0.01$）と，また親の不安・抑うつが高い（$p=0.018$）と，子どもの問題を親が気にしやすい傾

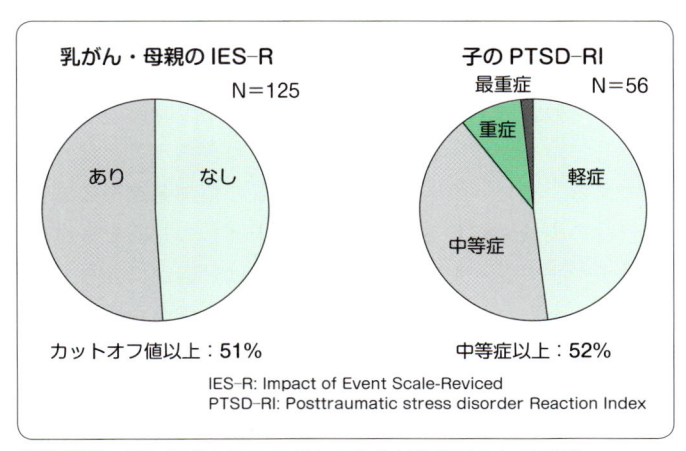

乳がん・母親の IES-R N=125
あり／なし
カットオフ値以上：51%

子の PTSD-RI N=56
最重症／重症／中等症／軽症
中等症以上：52%

IES-R: Impact of Event Scale-Reviced
PTSD-RI: Posttraumatic stress disorder Reaction Index

図 2-12 がん患者とその子どもの心的外傷後ストレス症状

〔厚労科研　働き盛りや子育て世代のがん患者やがん経験者，小児がんの患者を持つ家族の支援の在り方についての研究．H20〜22年度総合研究報告書，p16, 2011〕

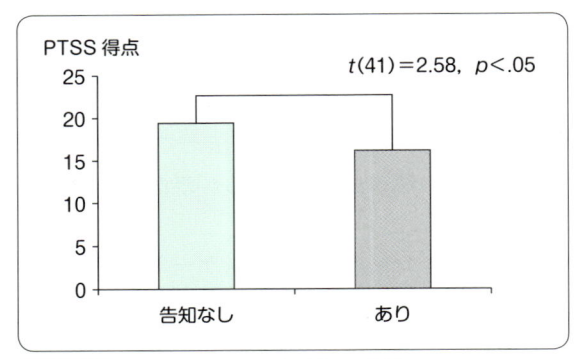

PTSS 得点、告知なし 約19.5、あり 約16、$t(41)=2.58, p<.05$

図2-13 子どものPTSSと告知の関係

向が認められた[12]。

　さらに，92人へのCLSの関わりを後ろ向きに検討した報告では，自己中心的な幼児期から徐々に脱却した学童期，さらに合理的な判断ができる思春期と，各発達段階に特有の理解や葛藤があったことを述べている[13]。

D チャイルドサポートの実際

1 誰が提供するか

　各施設には，さまざまな職種が存在するので，誰が適切ということはない。

　患者自身の日々の苦労をよく知っている看護師が，時間の許す限り子どもの存在を意識して声をかけ，話を傾聴し，労をねぎらうことは，大きな支えになるはずである。また，臨床心理士は子どもの精神発達を必ず学んでいるので，患者自身の相談に応じるだけでなく，子どもの対応をも直接可能である。精神福祉士やソーシャルワーカーは，直接は対応ができなくとも，子どものことを相談したり，子どもの預け先となる社会資源を紹介してくれたりする。さらに，CLSやホスピタル・プレイ・スペシャリストという職種が存在する。困難に直面した子どもたちが家族の一員であることを意識しながら，子ども視点で親子に寄り添う方法を海外で学んできた職種である。これに準ずる，子ども療養支援士の養成が日本でも始まり，毎年若干名が誕生している。彼らの多くは小児医療現場で活躍しているが，成人診療領域の子ど

もを対象とした場合にも大きな力を発揮してくれる。

2 ● どんなサポートが必要か
a) 子どもに関する親の相談相手になること
相談に対する答えを提示することが必ずしも必要ではない。子どもの特性や子どもの反応に関する情報提供を行い，それを踏まえて家族で考えられるようになれるとよい。

b) 医療現場における子どもの心の準備
病状が重篤な場合に見舞いにくる子どもへ，病室の状況(患者の様子，設置されている機器)をあらかじめ説明し，現状を理解してもらい，心の準備を手伝う。病院見学ツアーなどを行い，治療機器や場所を見ることでの母親が受けている医療への子どもの不安を軽減など。

c) 子どもとの面談
感情表出を助け，ストレス症状の軽減を図ることに配慮しながら会話したり遊んで過ごす。

d) 患者である親への面会場面での過ごし方の援助
母の体調によっては，子どもの要求に付き合えない場合も多いので，状態に合わせて母子で可能な作業の提案や，年少児は病室に長い時間居ることが困難なので，部屋の出入りの自由は尊重しながらも，母に会う機会も自由に選択できるようにしておく提案など。

e) 患者とその子どもにやさしい環境作りの提案
子ども視点でなじみやすく，医療に支障のない範囲での部屋のデコレーション(子どもの作品など)の提案など。

f) 患者・家族に関する情報収集と他職種との情報共有
患者・家族について収集された情報を，患者の主治医や看護師，ソーシャルワーカーなどと共有することを心がける。

以上のとおりであるが，多くの時間は，患者自身からの話の傾聴と患者への情報提供に費やされる。つまり，直接子どもに会えなくとも，チャイルドサポートは実践可能なのである。

子どもへの支援を考える際，子どもにどう伝えるかが重要視されがちで，

実際，親からの相談は多い。親ががん患者であることによる生活環境の変化，両親の様子の変化を，子どもは敏感に感じ取り不安になる。この子どもが必要な情報を伝えられなかった場合には，不安は増大し，孤立感も加わり，これらを子どもが1人で抱え込むことになる。このようなストレス下にある子どもたちにとって，子どもが家族の一員として親の治療に関わっている実感がもてることで家族の凝集性を生み，子どもの成長も促される。そのためには，家族内のコミュニケーションがまずは親から開かれることが必要である。だからこそ，患者である親の状態を子どもにも理解できる範囲で伝えることが大切なのである[14]。

　また，がん患者を親にもつ子どものサポートプログラム（Children's Lives Include Moments of Bravery：CLIMB）が，米国50以上の施設で実践中であり，日本でもパイロットグループが始まっている[15,16]。メンタルヘルスの増進という原則に基づいたサポートグループである。子どものもっている力を引き出し，親の病気に関連するストレスに対処するための能力を高めることを目的にしている。

　チャイルドサポートに有用な冊子があるので紹介する。乳がんで治療中の母親が子どもとともに母の状態を知るための小冊子「お母さん　どうしたの？」[17]，子どもの疑問に答えるような構成の「わたしだって知りたい！」「がんはどんな病気？」[18]，子どもの出生から今日までを振り返って，言葉を書き込みながら親子の絆を確認することができるワークブック「サポートブック」[19]などがある。また，「おかあさん　だいじょうぶ？」[20]は，乳がん患者であり，妻である，お母さんとその子どものために筆者らが作成した絵本である。

　その他の情報源として，がんになった親とその子どもたちのためのホームページ（Hope Tree～パパやママががんになったら～　http://www.hope-tree.jp）がある。子どもたちはどう感じ，何を知りたいと思っているのか，子どもたちのためにできることを考える際に有用な資料や講演会情報などを掲載している。

E おわりに

　子育て世代のがん患者が増え続ける中，子どもの存在を気にかけ，声をか

けることからチャイルドサポートは始められる。患者は，まずは自分の疾患を受容することで精いっぱいであろうから，時期をみて，子育て中の患者の声に耳を傾けると，次に何が必要かがみえてくるだろう。

そして，居場所を与えられた子どもたちは，彼らのもつ無限大の可能性を発揮して，患者を支えてくれる存在となってくれることを，筆者は日々実感している。

(小澤美和)

文献

1) Reis L, et al：e SEER Cancer Statistics Review 1975-2003. National Cancer Institute, 2006
2) Semple CL, McCance TD：Parents' Experience of Cancer Who Have Young Children：A Literature Review. Cancer Nursing 33：110-118, 2010
3) 三浦絵莉子：聖路加国際病院におけるチャイルド・ライフ・スペシャリストの専門性. 小児看護 35：1773-1778, 2012
4) 小林真理子，他：がんを持つ親の子どもへのサポートグループに関する研究．日本緩和医療学会学術大会講演抄録，p424, 2011
5) Osborn T：The psychosocial impact parental cancer on children and adolescents：a systematic review. Psychooncology 16：101-126, 2007
6) Vannatta K, et al：Impact of maternal breast cancer on the peer interactions of children at school. Psychooncology 17：252-259, 2008
7) Vannatta K, et al：Association of child adjustment with parent and family functioning：Comparison of families of women with and without breast cancer. J Dev Behav Pediatr 31：9-16, 2010
8) Huizinga GA, et al：Stress response symptoms in adolescent and young adult children of parents diagnosed with cancer. Eur J Cancer 41：288-295, 2005
9) Visser A, et al：Parental Cancer. Characteristics of parents as predictors for child functioning. Cancer 106；1178-1118, 2006
10) 患者・家族・国民の視点に立った適切ながん情報提供サービスのあり方に関する研究　がん治療を受ける親とその子どもが経験する困難と支援ニーズに関する研究—親用・子ども用支援リソースの開発にむけて—患者・家族・国民の視点に立った適切ながん情報提供サービスのあり方に関する研究　平成20年度総括研究報告書. pp22-39, 2009
11) 厚生労働科学研究費補助金　がん臨床研究事業「働き盛りや子育て世代のがん経験者，小児がんの患者を持つ家族支援の在り方についての研究」平成20～22年度総括研究報告書. pp13-21, 2010
12) 厚生労働科学研究費補助金　がん臨床研究事業　働き盛りや子育て世代のがん経験

者，小児がんの患者を持つ家族支援の在り方についての研究（真部班）平成20～22年度　総合研究報告書．p19, 2011
13) 大曲睦恵，石田裕二：成人がん患者の子どもへの支援の中で表出された言語的・非言語的表現内容の検討．日本小児科学会雑誌 116：866-873, 2012
14) 村瀬有紀子，他：がんになった患者の子どもへの病気説明に関する実態調査―その2　がん患者が子供に病気を説明する背景．日本緩和医療学会学術大会抄録．p448, 2011
15) 小林真理子，他：がん患者の子どもへのサポートプログラム日本版の作成(1)～CLIMB®プログラムの実施と普及～．第18回日本緩和医療学会学術大会抄録．p360, 2013
16) 村瀬有紀子，他：がん患者の子どもへのサポートプログラム日本版の作成(2)～CLIMB®プログラムにおけるがん教育パッケージの作成～．第18回日本緩和医療学会学術大会抄録．p360, 2013
17) QLife Library（http://qlifebooks.com）
18) Novartis oncology　～がん領域への取り組み～　各種資料・情報コーナー　http://www.novartisoncology.jp/material/index.html
19) サポートブック作成プロジェクトチーム（編），accototo ふくだとしお＋あきこ：サポートブック．PHP研究所，2009
20) 黒井　健：乳癌の親とその子どものためのプロジェクト：おかあさん　だいじょうぶ？　小学館，2010

3 精神的問題

A はじめに

人は日常生活の中で，しばしば不安やうつを体験する。いわば「正常範囲の不安」や「正常範囲のうつ」であるが，通常，人は無意識的に，否認・抑圧などの心理的防衛規制を用いて，これらの正常範囲であっても不快な症状を感じないようにしている。それでも防衛できなくなった場合に，何らかの精神疾患を呈することになる。

特にがん患者は，根治手術を終えた後でも，この不安やうつ気分になることが多い。肩が痛くても腰が痛くても，骨への転移を考え，手がしびれた感じになれば脳への転移がまず頭に浮かぶようである。

また，事実の受け止め方にも歪みがあることが多く，これを「認知の歪み」という。例えば，「術前化学療法をするってことは，私のがんが手術できないくらい大きいってことですね」という言葉にも，ネガティブな認知がみて取れる。また「私には再建の話をしてくれなかったのは，再発のリスクが高いからなんでしょうね」という言葉も同様である。がんの標準的治療が終了したサバイバーでも，このような傾向があると思っていたほうがよい。

B 適応障害

適応障害とは，ある状況に反応して（通常は3か月以内に生ずる），想定を超える不安・焦燥感・うつなどがみられ，日常生活が損なわれたり，機能障害を起こすものである。がん患者の適応障害の診断については，図2-14が役に立つ。これは，がん患者に告知した場合の，その後の受容と否認の様子を示したものである。

つまり，がん患者は，直線的にがんを受容するのではなく，受容と否認の

適応的行動とは，質問する，情報を集める，
誰かに相談する，セカンドオピニオンを求める，
治療に同意する，治療を受けるなど

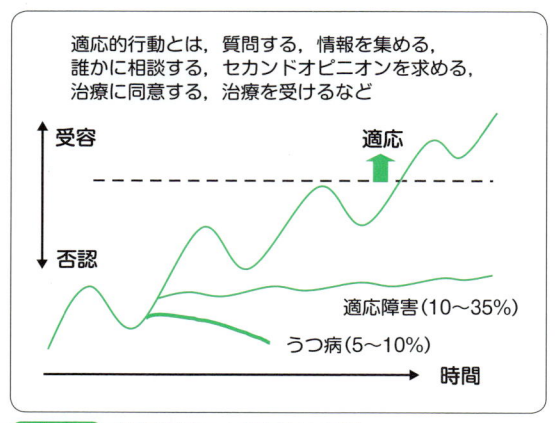

受容
否認
適応
適応障害（10〜35％）
うつ病（5〜10％）
時間

図2-14 時間経過による受容と否認

間を行ったり来たりしながら，マクロ的に見ると，受容の方向に向かっていく。しかし，ミクロ的に見ると，昨日はあんなに積極的だったのに，今日になったらがんを受容できていないような言動に変わってしまった，ということがあったとしても，この波線モデルを見れば理解はできる。しかし，いずれにしてもがん患者は，行ったり来たりしながらも，やがては適応的な行動（質問する，情報を集める，誰かに相談する，セカンドオピニオンを求める，治療に同意する，治療を受けるなど）に達するものである。

この適応的な行動がいつまでもとれない場合を，精神医学では「適応障害」と診断している。

C うつ病

うつ病とは，脳内の神経伝達物質であるセロトニンやノルアドレナリンなどが減少したり，神経伝達における機能障害を起こし，意欲・感情・行動などの面で障害が起こるものである。うつ病の診断は，表2-22に示すように，①抑うつ気分，②精神運動抑制，③身体症状の3つの軸で診断していく。

適応障害とうつ病の違いは，症状の重症度や持続期間などで区別しているが，うつ病は通常は抗うつ薬でなければ治らない病態レベルと理解すべきである。言い換えると，適応障害にはカウンセリングや精神療法，うつ病には

表2-22 うつ病の症状・診断

①抑うつ気分：悲しい，寂しい，憂うつ，孤立感，自責感，涙が出る
②精神運動抑制　：
　　精神機能の抑制：集中力・持続力がない，忘れっぽい，決断力がない
　　運動機能の抑制：やる気がおこらない，億劫である
③身体症状：頭痛，頭重感，肩こり，腰痛，食欲不振，体重減少，便秘，不眠（入眠障害・中途覚醒・早朝覚醒のうち，特に早朝覚醒）

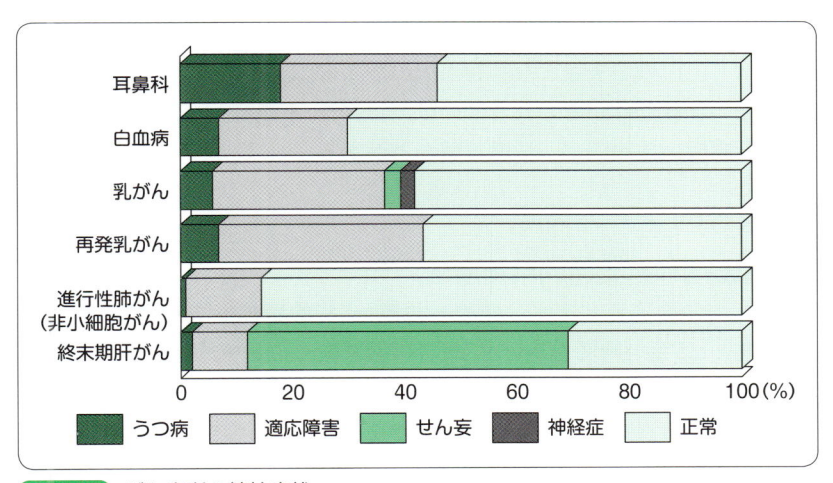

図2-15 がん患者の精神症状

薬物療法で対応するのが一般的であるという意味である。

また，さまざまながん患者における精神疾患の有病率調査はあるが，図2-15によれば，どのがん種でも，適応障害とうつ病の両方を合わせると，約30～40％と言われている。約3人に1人というのは，決して少ない数字ではない[1]。

精神疾患や精神症状として，代表的な適応障害とうつ病以外にも，以下のようなものも稀ではなく，忘れてはならない。

1 ● 不安障害

不安が強いために，行動や心理的障害をもたらす症状を総称して不安障害

と呼ぶ。従来の「神経症」に該当する。精神症状として強い不安・焦燥感・恐怖感・緊張感が現れる他，発汗・動悸・頻脈・胸痛・頭痛・下痢などの自律神経症状が現れる。最も典型的なものは，急に不安発作が始まり，居ても立ってもいられなくなり，過呼吸発作が起こるもので，その発作を「パニック発作」と呼び，それが主症状の疾患を不安障害の中でも「パニック障害」と呼ぶ。

2 睡眠障害・不眠症

不眠は，上記のさまざまな精神疾患の症状のこともあるが，他の疾患でなくともこの症状だけがみられるものは「(神経性)不眠症」と呼ばれる。入眠困難・中途覚醒・熟眠障害・早朝覚醒などがある。

D 精神的ケアの実際

1 傾聴・共感（支持的精神療法）

いずれの病態にも，まずは傾聴・共感（支持的精神療法）が望まれる。傾聴・共感とは「長い時間をかけて」患者の話を聞くことではない。患者の立場で聴いて，理解することである。多少のスキルとしては，「それは大変でしたね」とか「それは……のようなことですか？」と別の言葉を返すと，医師から関心をもってもらえた意識が生まれ，ラポールは瞬時に形成される。傾聴・共感に加えて，「大丈夫ですよ」「安心してください」「がんばりましょう，私たちも一緒です」のような言い方が，この支持的精神療法に含められる。

2 薬物療法

不眠症は国民の4人に1人と言われるので，がん患者の中にも，不眠は結構多いと思われる。言わないだけかもしれない。精神科以外の医師が睡眠導入剤を出す時の心得は，まずは，睡眠導入剤への依存とか中毒のように，患者や家族が思い込みやすい偏見は医療者自ら修正することである。発熱した患者に解熱鎮痛剤を出したり，肺炎の患者に抗生物質を出すのと同じように，眠れないから処方しているだけである。第2に，加齢によって，ほとんどすべての人の睡眠は浅く，質が悪くなり，中途覚醒や早朝覚醒を起こしやすくなる点である。不眠は生理的な変化と思ったほうが偏見は少なくなる。

第3に，できるだけ1種類，やむを得ない場合には2種類までのベンゾジアゼピン系睡眠導入剤にとどめる。

具体的には，表2-23に示したように，超短時間作用型で，ω1選択性が高いゾルピデム（マイスリー）の頓用⇒毎晩5 mg⇒毎晩10 mgまで使う。ω1選択性が高いとは，近年ベンゾジアゼピンにサブタイプがあることがわかり，ω1は脳に，ω2は脊髄レベルに多く存在していることがわかった。ω1選択性が低いジアゼパムでは，ω2受容体にも作用し，「足のもつれ⇒転倒⇒骨折」というリスクがある。

ミアンセリン（テトラミド），トラゾドン（レスリン）は四環系抗うつ薬としてかなり以前に開発されたもので，今では抗うつ薬というよりも，その鎮静作用のために，ベンゾジアゼピンだけでは浅い睡眠・短い睡眠などしか得られない場合，併せて処方される。これ以外，最近では内因性メラトニン分泌促進剤であるラメルテオン（ロゼレム）（8 mg）1錠を，他のベンゾジアゼピン系睡眠導入剤と併用すると，眠りが深くなる・朝の目覚めがスッキリする・1日のリズムがついたなどと表現される作用が期待できる。加齢によってメラトニン分泌が低下するために効果を発揮する。

抗うつ薬としては表2-24のようなものがある。実際の使用に関しては，

表2-23　睡眠障害への処方の順番例

①ゾルピデム（マイスリー）（5 mg）　1錠　不眠時頓用	
②ゾルピデム（マイスリー）（5 mg）　1錠　眠前	
ゾルピデム（マイスリー）（5 mg）　1錠　不眠時頓用	
③ゾルピデム（マイスリー）（5 mg）　2錠　眠前	
④ブロチゾラム口腔内崩壊錠（レンドルミンD）（0.25 mg）　1錠　眠前	
⑤ブロチゾラム口腔内崩壊錠（レンドルミンD）（0.25 mg）　1錠　眠前	
ゾルピデム（マイスリー）（5 mg）　1錠　不眠時頓用	
⑥ブロチゾラム口腔内崩壊錠（レンドルミンD）（0.25 mg）　1錠	
ミアンセリン（テトラミド）（10 mg）　1錠　眠前	
⑦ブロチゾラム口腔内崩壊錠（レンドルミンD）（0.25 mg）　1錠	
トラゾドン（レスリン）（25 mg）　1錠　眠前	

表2-24　抗うつ薬

- 第三世代の抗うつ薬：フルボキサミン（デプロメール，ルボックス），パロキセチン（パキシル），セルトラリン（ジェイゾロフト）など
- 第四世代の抗うつ薬：ミルナシプラン（トレドミン），デュロキセチン（サインバルタ）など

やはり専門医（精神科医，心療内科医）に相談したほうがよい。

3 リラクセーション

リラクセーションは不安や不眠に対して，最も効果的な非薬物的な介入である。以下のように連続的に行えるように練習しておくとよい。

a）腹式呼吸

意識すると胸式呼吸になってしまうが，この腹式呼吸がマスターできると，不安発作などの時にも有効なリラクセーション法になる。息を吐くところから始めるのがコツである。「息をゆっくり吐いてみましょう。そうです，ゆっくり吐いて……今度はお腹が膨らんでいくようにゆっくり息を吸ってみましょう。はい，今度はゆっくり吐いていきましょう……お腹がへこむように息を吐いていきます……」

b）漸進性筋弛緩法

身体を各部分に分けて，いったん力を入れて一気に脱力するように，以下のように指示する。「では足全体に力を入れてみて……今度は息を吐きながら一気に力を抜きましょう……次は，お尻の周りの筋肉にも力を入れて……そして一気に力を抜いてみましょう（以下，略）」

c）簡易型自律訓練法

シュルツの自律訓練法の簡易版である。「頭の中で，何度も何度も繰り返してみて下さい，『両手がだんだん温かくなる……両手がだんだん温かくなる……』」と指導するだけで，ほとんどの患者はマスターできる。自律神経も実はコントロールが可能なのである。

d）イメージ療法

さまざまなイメージをいだかせる方法があるが，患者にとって最も心地よいのは，「これまで行った旅行先で，ノンビリとくつろいでいるところを想像してみましょう。その際に，五感をできるだけ使って，どんなものが見えて，どんな音や声が聞こえてきて，どんな匂いがしてきて，頰を撫でていく風はどんな感じなのか，具体的に感じてみましょう。2分間くらい続けてみます。では始めてみましょう」のような誘導をしていく。

4 ● 認知療法

われわれは現実に生じた事柄に対しては，まず過去の経験や知識に基づいて，勝手な考えをいだくものである．がん患者でも同様で，例えば，日本人の経験や知識の中では，病名を告知された際には，がん患者だけでなく同席した家族までも，「がん＝死」という考えが自然にわき上がってしまうようである．その結果として，「ショック！　もうだめ，もう死んだほうがいい」と思い（言い），パニックになったり抑うつ的になったりするものである．この「がん＝死」という考えのように，自動的にわき上がる考えのことを「自動思考」と言い，この自動思考を明らかにして，その修正をしていくのを認知療法という．

がん患者やその家族は，一見冷静でも，「最近，近所の人ががんで死んだ」とか「親戚でもがんで死んだ人がいる」とか「がんの末期は苦しいらしい」のように，自分自身に客観的には当てはまらないようなことを，勝手に考え，勝手に落ち込んでいるようだ．そんな認知療法の際に，最も単純な方法は，「『がん＝死』という考えは本当でしょうか？」と問いかけ，一緒に考えてみて，例えば「今の日本では，2人に1人以上(50数％)が一生で1回はがんにかかり，10人に3人(30％)ががんで死ぬことがわかっています．では，残りの20数％のがん患者は何で亡くなっているのでしょうか？」と進み，「がんになったとしても半分くらいのケースでは治るか経過を追っている間に，自己や別の病気で亡くなる」とか，「がんは糖尿病や高血圧などと同じ慢性疾患である」というような合理的な考え方に導いていく．これで安心していただければ，それは認知の修正に成功したことを意味する．

別の例を挙げれば，何でもネガティブに考えがちな方はいる．そのような患者に対して，例えば「あなたと同じように，今のこの事実を，ネガティブに受け止める人がいたとしたら，どのようにアドバイスしますか？」と客観視させる練習をしたり，「別の受け止め方としては，どのような可能性がありますか？」と指示して，例を挙げてもらい，受け止め方は多様であることを体得させるという認知療法もある．

5 ● ソーシャルサポートとグループ療法

ソーシャルサポートとは，患者の周囲にいて，心の支えになったり，実際

的に手伝ってくれる人たち（病院の送り迎えなど）を言う．通常は配偶者や，子ども，親，親友などである．この多寡によって予後が変わるというくらい重要である．

　さらに，同じ種類のがん患者が数名集まって，決められた曜日の決められた時間に集まって，ファシリテーターによって週1回1時間半ずつくらいの話し合いをするものをグループ療法と言う．医療者が入っていない場合はセルフヘルプ・グループと言う．日本でも，心理社会的教育，問題解決技法，支持的精神療法，リラクセーション，イメージ療法などを組み込んだプログラムを作成し，介入前後に施行したPOMSという心理テストを比較したところ，抑うつ・活気のなさ・疲労・混乱，および緊張・情緒不安定などほとんどすべての項目で有意な改善がみられた[2]．しかし，まだ診療報酬化されていないために，すべての病院で行われているわけではない．

6　家族へのケア

　がん診療では家族へのケアは注意が必要である．家族は，まったく異なるふたつの役割を課せられているからである．ひとつは，「この家族を間もなく亡くしてしまうなあ，寂しくなるなあ」という「患者的側面」である．もう一方は，それでいて「患者を励まさなければいけない」という「治療者的側面」である．家族へのケアと言った場合，このどちらの部分にアプローチしているのかを明確にしないと，的外れな対応になってしまう．患者的側面とは，別の言葉で言えば，「予期悲嘆」である．予期悲嘆とは，死別を予期した時に生ずる悲嘆反応のことである．基本は「分離不安」であり，ほとんどの家族は健康なため無事に通過するので，医療者は「見守る」のが基本であり，要請された時に手助けをする程度でよいと言われている．この予期悲嘆への働きかけは，基本は支持的精神療法である．それに対して，「治療者的側面」への働きかけは，専門的なスキルを教えるという意味でスーパービジョンと言われる働きかけである．ケアの仕方，例えば体交の仕方とかのスキルを教えることである[1]．

（保坂　隆）

文献

1) 保坂　隆：サイコオンコロジー．宮川　清，中川恵一（編）：がん治療・ケア実践ガイド．pp114-136，照林社，2009
2) 保坂　隆：がん患者への構造化された精神科的介入の有効性について．精神医学 41：867-870，1999

4 スピリチュアリティ
がんのシンボリズムを担いつつ生きる

A はじめに

　「サバイブ survive」とは，語源的に言えば，「上乗せの命を生きること」である。危機に陥った命をなんとか保つことができたという一般の感覚に反して，すでに途絶えた命に付け加えられた新しい命という意味合いを含んでいる。医療の視点からは，困難を乗り越えて続く生として「サバイブ」を語ることが予想されるので，本項では，それまでの命との非連続，新しい命が付け加えられる，もしくは命の新しい段階，というニュアンスを大切にしながら，サバイバーのスピリチュアリティについて論じたい。

B 医療モデルとスピリチュアリティ

　1998年の世界保健機関（WHO）における健康の定義改訂の議論をきっかけに，また緩和ケア関係の諸指針の充実を受けて，日本でも医療におけるスピリチュアリティへの関心が確実に高まってきている。さまざまな議論が行われているが，近年になってやっと，その議論の枠組みが定まった観がある。近年の議論は，サバイバーを患者としてではなく生活者としてとらえる視点を重視している。この視点は，本項のテーマと極めて整合性がある。まず，そこに至る議論の変遷とその成果を明らかにしておく。

1 biomedical model

　現在，積極的医療の規範となっているEBM（科学的根拠に基づく医療）を支える学問的な認識モデルは biomedical model と呼ばれる。ここでは，病の原因の究明そして治療において，生物学的現象に関する実証主義・客観主義的な方法論がとられる。スピリチュアリティ研究はこの方法論になじま

ず，十分に展開してはいない。わずかに，宗教活動と免疫機能との関連を探る精神神経免疫学的研究 psychoneuroimmunology がこの認識モデルの中で行われている[1]。

2 biopsychosocial model

これに対して，1997年にエンゲルによって提唱された biopsychosocial model は，生物学的な原因のみによって健康を理解するべきではなく，心理精神的要素や社会的要素を加えて理解すべきであると主張する[2]。これらの要素の1つとしてスピリチュアリティを加えることもできる。実際に，図式化されて日本に普及している，身体的・心理精神的・社会的・スピリチュアリティを4つの要素とする，「トータルペイン」という考え方は，この biopsychosocial model に基づいている。このモデルに組み込まれ，健康に寄与する機能的側面に限定して理解され，具体的な歴史性や思想性から切り離されたスピリチュアリティを，ジェネリック・スピリチュアリティ generic spirituality と呼ぶことがある[3]。看護領域を中心に質的研究の蓄積も進んでいる。しかし，N・ガミーは，このモデルに対して，精神医学の観点から，諸要素の折衷主義であり効果的なケアの優先順位を定められない，と批判する[4]。スピリチュアルケアを含んだモデルの場合も，この批判を免れることはできない。

3 biopsychosocial-spiritual model

近年，研究者・ケア実践者は，具体的な歴史性や思想性を捨象したジェネリック・スピリチュアリティは，本質について言及することを避けている，と違和感をもつようになってきている。人間のスピリチュアリティは，身体的健康に寄与するだけのものではない。多くの人々のインスピレーションの源であり，社会の価値観や理想を支えるものであり，宗教という形をとって人類の歴史に深く関わっている側面もある。思想性，関係性，歴史性，象徴性などを視野に入れスピリチュアリティの本質を大切にしつつ，医療との接点を求める動きとして biopsychosocial-spiritual model と呼ばれる立場が提唱され始めている[5]。スピリチュアリティを，機能的理解に限定せず本来の広がりで受けとめたうえで，医療との関係を探ろうとする新たな方向性である[6]。

このモデルに求められているのは複眼的視点である。1つは，患者のbio-psychosocalな側面を科学的に分析し合理的で効果的な課題解決を求める診断的な眼差しであり，もう1つは，患者とケア提供者との対話的な関係の中で活性化されるspiritualな側面を，人文学的背景の中で探求する眼差しである。その両者がハイフンで繋げられている，言い換えれば，2つのケア方法論の並立した相互補完的モデルと言える。サバイバーを患者として見る（診る・看る・観る）のではなく，価値判断・思考・生活実践の主体として関わっていく必要性が主張されている。

C　スピリチュアリティの定義

　本項においては，上記のような動向を取り入れ，広い視野からスピリチュアリティを理解する立場をとる。それは，サバイバーのスピリチュアルな課題が，がん患者（であった）という拭いがたい事実とそれに起因する身体的・心理精神的・社会的問題を抱えながら，「それにもかかわらず」自己の人生の意味や目的を探求し続け，存在の実感を味わうことであるからである。そのためには，歴史性や思想性を豊かに含んだスピリチュアルなリソースとの関わりが重要なのである。

　このような動向を受け止め，米国のNational Consensus Project for Quality Palliative Care (NCP) は，スピリチュアリティは，「諸個人が，意味や目的を求め表現することに関わり，また生の瞬間・自己・他者・自然・大いなる存在もしくは聖なるもの the significant or sacred との繋がりの経験に関わる，人間の側面である」という定義を採用する[7]。ここでは，スピリチュアルなペインを測定してそれに対処していく医療的な理解ではなく，意味の希求・表現・繋がり・超越性・経験などに関わる人間存在の活動としてのスピリチュアリティが注目されている。

　ところで，意味や目的は，無条件に把握されるのではない。サバイバーが生きて来た文化や社会，言語構造，歴史的状況，そしてサバイバー自身の文化的芸術的教養によって条件づけられ，把握され，言語的に表現される。そこには，社会のさまざまな象徴・シンボリズムが投影されている。サバイバーのスピリチュアリティは，それらシンボルとの対話と理解することもできる。

以下，「ライフサイクル論」「リミナリティ論」という2つの視点からサバイバーに向けられるシンボリズムを明らかにし，ここから理解されるスピリチュアリティを明らかにしたい．

D ライフサイクル論とサバイバーの課題

1 ライフサイクル論

　スピリチュアリティの観点からとらえられた人間の特性の1つは「死すべき存在」である．E・H・エリクソンは，彼のライフサイクル論（発達段階論）において，老年期にある人間の課題としてこの問題に正面から向き合った．彼は，自我は発達段階に応じて形成され，各段階にはそれぞれの課題があるとする．老年期において，人は死に直面することで「絶望」を突きつけられながらも自分の人生の「統合性 integrity」「一貫性 coherence」「全体性 wholeness」を模索するとされる．そこで獲得されるものを彼は「英知 wisdom」と呼び，「死そのものに向き合う中での，生そのものに対する聡明かつ超然とした関心」と説明する．また「心と体の統合の崩壊に曝されながら何らかの秩序と意味を維持する過程で，英知の中に潜む強靭な希望を擁護すること」が目指される[8]．スピリチュアリティの領域の課題である．

　エリクソンが老年期の課題としたものは，実はがんサバイバーのスピリチュアルな課題でもある．がんは（そして程度の差はあるが「病」の経験はすべて）人々を，「死すべき存在」であることと直面させる．老年期が，死に直面しながら「英知」を得るというスピリチュアルな課題に取り組む時期であるように，サバイバーも同じ「英知」を求める存在と言える．日本においては，がんになる人の約7割が65歳以上であることから，エリクソンの発達段階論とサバイバーシップを重ねることは，現代の状況にも適合している．

　がんサバイバーは，死という人生の極限状態に直面しつつ生きる者として，「英知」を探求する者というシンボリズムを担わされている．言い換えると，人生の諸段階を上りきった完成者というシンボリズムである．それは，サバイバー自身の好き嫌いにかかわらず，降り掛かってくる．そのシンボリズムを担うことも担わないことも，サバイバー各自の自由であるが，この課題を担うかどうかの決断こそが，ある意味サバイバーの実存的決断と言うこともできる．

2. サバイバーの課題

エリクソンは，「英知」は老年期に至る前の発達諸段階の課題のうえに成り立つものとする（表 2-25）。成人期までの各発達段階の課題は以下のとおりである。

- 基本的信頼に基づく「希望 hope」
- 自律性に基づく「意志 will」
- 自主性に基づく「目的 purpose」
- 勤勉性に基づく「適格 competence」
- 同一性に基づく「忠誠 fidelity」
- 親密性に基づく「愛 love」
- 生殖性に基づく「世話 care」

表 2-25　発達段階の課題

発達段階	心理的・社会的危機	重要な関係	基本的強さ	関係する社会秩序の原理	統合的儀式化
乳児期	基本的信頼 対 基本的不信	母親的人物	希望	宇宙的秩序	ヌミノース的
幼児期初期	自立性 対 恥・疑惑	親的人物	意志	「法と秩序」	分別的（裁判的）
遊戯期	自主性 対 罪悪感	基本家族	目的	理想の原型	演劇的
学童期	勤勉性 対 劣等感	「近隣」学校	適格	技術的秩序	形式的
青年期	同一性 対 同一性の混乱	仲間集団と外集団	忠誠	イデオロギー的世界観	イデオロギー的
前成人期	親密 対 孤立	友情，性愛，競争，協力のパートナー	愛	協力と競争のパターン	提携的
成人期	生殖性 対 停滞性	分担する労働と共有する家族	世話	教育と伝統の思潮	世代継承的
老年期	統合 対 絶望	「人類」「私の種族」	英知	英知	哲学的

（E. H. エリクソン，他：ライフサイクル，その完結〈増補版〉．p34，みすず書房，2001 より作成）

これらへの取り組みとそれなりの獲得こそが「英知」探求の土台となる。だが，サバイバー1人1人がその生育歴の中でこのような理想的なライフサイクルを経てきているわけではない。また自らの人生の経験を整理できているとは限らない。

ここに，「ライフレヴュー」と呼ばれるケアの必要性がある。ここでは，サバイバーの人生の経験を情報として整理することが必要なのではない。語りは，具体的な聴き手に対してその場で生じる出来事であり，単なる情報開示ではない。聴き手に語りながら，語り手は人生の経験を振り返り，その場で意味付ける。そして物語ったことの蓄積として，語り手の新たな自己理解が形成される。スピリチュアルケア提供者は，訓練を受けた聴き手であり，語り手の自己理解深化のパートナーである。死という課題に直面して，サバイバーはそれまでの人生の中での具体的経験を物語りながら，「英知」を追い求める者になっていく。そこには，若い時の課題に十分に取り組む機会を失った喪失（グリーフ）との直面という課題も加えられている。

なお，若年サバイバーの担うシンボリズムは複雑である。ライフサイクルにおける諸段階の課題との取り組みを飛び越して，いきなり死に直面しての「英知」を求められることになる。サバイバー自身のスピリチュアリティにとっては，その年齢に応じた課題に向き合うことがとても重要である。ケア提供者の，バランス感覚を備えた冷静な対応が極めて重要になる。

E リミナリティ論とサバイバーの課題

1 リミナリティ論

ファン・ヘネップやヴィクター・ターナーといった人類学者は，ライフサイクルの段階と課題よりも，1つの段階から次の段階に進む際に多くの文化で見られる「通過儀礼」と呼ばれる象徴的なプロセスに関心をもつ[9]。現代日本にも「七五三」「成人式」「還暦」などの「通過儀礼」の痕跡が残っている。社会は，それぞれの段階にある人を違った種類の存在として扱い，役割や責任に差異を設けている。社会は差異に基づく秩序を構成している。

彼らの研究は，通過儀礼には分離・移行・統合があることを明らかにした。ある人生の段階もしくはある集団から次に移行する際には，儀礼的にこの3つのステージを過ごす。通過儀礼のプロセスは「死」と「再生」という大きなシ

ンボリズムの要素をもっている。それまでの段階・集団からの分離は象徴的「死」であり，新たな段階・集団への統合は象徴的「再生」である。その間に移行期がある。ターナーは，特にこの移行期に注目し「リミナリティ論」と呼ばれる境界の理論を展開した。そしてこの境界状況を「コミュニタス」と名付けた。

リミナリティは，2つの要素で特徴付けられる。第1に，移行期(コミュニタス)にいる者は，すでに前の段階・集団からは切り離されており，帰属を失っている。しかしまだ次の段階・集団に入ってはいない。どちらのメンバーでもない。不安定ではあるが，それはまた極めて創造性豊かな過程である。第2に，コミュニタスは，前後どちらの段階・集団の秩序にも属していないがゆえに，既成社会の中で当然と思われている制度や価値が絶対的なものではない，と言うことを顕在化させる。コミュニタスの中の鋭敏な感性は制度化されつくすことはあり得ない。社会学者マックス・ヴェーバーが「カリスマ」と呼んだエネルギーが活動する舞台である。1人1人の個性的な感覚が自由に展開することが許される(図2-16)。

医学の認識論は，生と死を明確に分離し，死を避けることを目指す。治癒し回復したと言い切れないサバイバーは，リミナル(境界的)である。また，

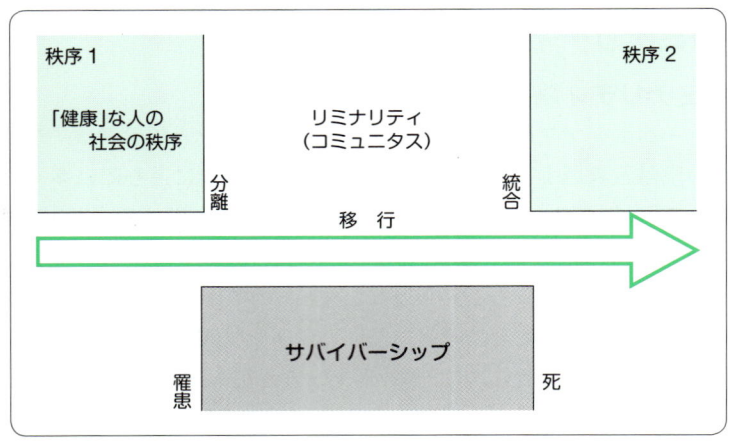

図2-16 リミナリティとサバイバーシップ

元気な人々の労働によって構成され，あたかも死は存在しないかのように機能する現代産業社会の秩序にとって，病と共存しながら社会参加を目指すサバイバーはリミナルである。シンボリックに表現するならば，サバイバーは死を避け死を無視することを原則とする社会秩序から，象徴的「死」を選び取ることができる。死と共存し死を直視する，という実存的な選択である。そして，現実の肉体の死という次の秩序への「再生」をにらみながら，リミナリティを生きる。

2 サバイバーの課題

　本来は生まれた瞬間から死へのプロセスが始まっているとも言える。しかし，人類文明は，このリアリティに抗って，「健康」な人々の秩序を築き上げてきた。この秩序の中で，文化が発展し科学技術が多くの不可能を可能にしてきた。その最たるものが医療の展開である。かつて多くの人に死をもたらした病や怪我が，今や治癒可能となった。「健康」が人々の標準状態となることができた。今日ではがんを含め，多くの病気は罹っても治って罹患前の生活に戻ることができる。

　医療・福祉領域の多くのケアは，たとえ元の生活に戻ることができなかったとしても，現代の社会が総力をあげて，がんを抱えていようとも「健康」に社会で活動し，「健康」な人の秩序に留まる時間が少しでも長くなるようにと努め，成果を上げてきている。サバイバーがリミナルな世界に入らないという選択をするのは，1つの選択可能性だと考える。biopsychosocial model におけるスピリチュアルケアは，この領域で今後とも研究が続けられ，成果が蓄積されていくだろう。

　しかし，直面する死のリアティから目をそらすことなく，険しい時間を過ごすサバイバーシップもある。biopsychosocial-spiritual model の課題である。がんの進行により，そのようなサバイバーシップを余儀なくされる方，自らある時点でそのような道を選ぶ方。そのようなサバイバーたちは，「健康」を前提とする世界認識から離れ，その秩序が及ばない不安定なコミュニタスにある存在としてのアイデンティティを選び，肉体の死の後も続く無限のスピリチュアルな旅を始められる。人類の思想的宗教的な伝統の広がりに歩み入ることになる。

リミナリティを選びとったサバイバーへのスピリチュアルケアは，不定形である。サバイバーがどのようなリソースに関心をもち，どのような関係性を求めるのかについては，多様な可能性がある。ケア提供者に求められるのは，サバイバーの人格に関心をもちつづけ，そのリードについていくことである。ケア提供者が，サバイバーがすでに去ることを決断した「健康」の秩序に留まっているとしたら，十分にそのリードに導かれることは難しい。リミナルな世界とそこに生きる人への共感力が求められる。具体的には，ケア提供者自身が「健康」を中心にする秩序から自由であることと，広い人類の文学的芸術的遺産などに親しんでいることである。要するに，ケア提供者自身のスピリチュアリティが問われることになる。

F　まとめ

　サバイバーのスピリチュアリティは，健康・病・死などに向けられた社会・文化のシンボリックな意味づけとの関係で理解される必要がある。本項では「ライフサイクル論」「リミナリティ論」という，サバイバーをシンボリックに位置づける枠組みを紹介した。

　この他にも，多くの枠組みが考えられる。サバイバーが，それらを用いて自らの実存を意味付けるかどうかも，彼らの選択である。

　サバイバーへのケアにおいて，例えば本項で紹介したような枠組を患者が生きようとする時，ケア実践者もその枠組を意識したケアをこころがける必要がある。

　biopsychosocial-spiritual model におけるスピリチュアルケアには，人文学的な素養が不可欠である。医学と人文学の連携である医療人文学の展開が，強く望まれる。

（伊藤高章）

文献

1) Koenig HG, et al.：Handbook of Religion and Health, 2nd edition. Oxford University Press, 2012
2) Engel G：The need for a new medical model：a challenge for biomedicine. Science

196：129-136, 1997
3) McSherry W, et al（eds）：Spiritual Assessment in Healthcare Practice. M & K Publishing, 2010
4) Ghaemi SN：The Rise and Fall of the Biopsychosocial Model：Reconciling Art and Science in Psychiatry. Johns Hopkins University Press, 2010〔ナシア・ガミー，山岸洋，他（訳）：現代精神医学のゆくえ—バイオサイコソーシャル折衷主義からの脱却．みすず書房，2012〕
5) Cobb M, et al（eds）：Oxford Textbook of Spirituality in Healthcare. Oxford University Press, 2013
6) Puchalski CM, et al：Making Health Care Whole：Integrating Spirituality into Patient Care. Templeton Press, PA, 2010
7) National Consensus Project for Quality Palliative Care（NCP）：Clinical Practice Guidelines for Quality Palliative Care, 3rd edition. 2013
http://www.nationalconsensusproject.org
8) Erikson EH, et al：The Life Cycle Completed：A Review, Expanded Edition. NY, Norton, 1997（E・H・エリクソン，他：ライフサイクル，その完結〈増補版〉．みすず書房，2001）
9) Turner V：The Ritual Process：Structure and Anti-Structure（Lewis Henry Morgan Lectures）, reprint ed. 1995〔ヴィクター・W・ターナー，宮蔵光雄（訳）：儀礼の過程．思索社，1976〕

③編

各職種に求められるがんサバイバーへの関わり

1 医　師

🍀 外科医

A　サバイバーシップにおける外科医

　がんの治療において外科医はまず手術を行うという重要な役割を担う。血液腫瘍などの疾患では外科医が果たす役割は少ないが，特に固形がんにおいては，がんの告知から手術，その後のフォローまで行う場合も多い。腫瘍内科医の役割が確立されている海外，特に欧米での役割と，日本の現状とは異なる可能性もある。日本では外科医がまず診断を下し，がんの宣告をする場合が多い。また，他の医療機関でがんと診断され，その治療を託すはじめての医師である場合もある。さらに，患者にとっては何よりも自分のからだにメスを入れる人物である。もしかしたら，一番多く患部を見せる人物かもしれない。また，診断から治療そして年次検診と一番長い期間をみていることにもなる場合が多い。

　欧米においては，腫瘍内科医が術前化学療法からチームとして加わり，外科医とともに長い期間一緒にみていくことが多い。また治療を終えた落ち着いた時期においては，プライマリケアのシステムが確立されているアメリカでは，治療後のサバイバーシップの長期にわたる部分はまさにプライマリケア医が担当する場合もあるであろう。日本においては，まだその役割分業は行われていないところが多いと思われる。

　そのような状況において，外科医は患者にとって重要な意味をもち，外科医がサバイバーシップの概念とそのことに関して患者に寄り添うことは必要なことである。もちろん1人で患者のケアをすべてできるわけでは到底な

```
┌─────────────────────────────────────────────┐
│   サバイバーに対して，他の専門家や職種とと   │
│   もに連携し，継続的な支援が必要である。     │
│                                             │
│   ┌──外 科 医──┐  ⇄  ┌─他の専門家や職種─┐  │
│                                             │
│  ・外科医はがんの診断を患者に伝えることが多い │
│  ・がんの診断を受けた患者の初期治療に関わる   │
│  ・身体的に一番影響を与える手術をする立場にある│
│  ・場合によっては一番患者と接する機会があるかもしれない│
│  ・一番長い期間，患者と関わる可能性がある     │
└─────────────────────────────────────────────┘
```

図 3-1 サバイバーシップにおける外科医

く，外科医が患者のサバイバーシップの問題点を拾い上げ，チーム医療によるサポート体制を作り上げることが必要である(図 3-1)。

サバイバーシップのそれぞれの時期での外科医の役割を考えたいと思う。

B 診断から初期治療まで

まず，がんという診断を告知する役割も多いと思われる。それらの説明の中で，がんと診断され，人生の変化を今受け入れようとしている目の前の患者の精神面やその受け入れのサポートを同時に行っていく重要な側面もある。もちろん適応障害があると判断された場合には，外科医は専門家ではないので，精神腫瘍科医やリエゾンナースなどへのコンサルも必要である。また，患者の家族背景にも配慮し，必要なサポートを提供することも必要である。これらの治療の過程において，患者にサポートしてくれる家族はいるのか。いた場合，キーパーソンはだれか。患者が小さい子どもを抱える親であった場合，どのように子どもにがんと診断されたことを伝えていくかなどを考慮する必要がある。また，就労している患者は，診断の時期から，検査などへの通院も含めて仕事を休む必要が出てくる。今後の治療を考えて，仕事をやめることを考える人もおり，そのような場合，患者のさまざまな社会的問題を早いうちに拾い上げ，しかるべきアドバイスができる場所へ導いていくことは大切な役割である。

初期治療において治療の選択がある時，その患者の大切にしているものや

今までの背景（ナラティブな部分）をくみ上げながら，その選択をともに寄り添いながらサポートしていくことも重要である。ほとんどの患者が，いわゆる「晴天の霹靂」でがんの診断を受け，何の知識がないまま，情報を集めながら，時間が限られている中で選択していかなければならない。患者に必要な知識をうまく伝えながら，その人に合った最適な選択をともに考えることは重要である。特に外科医としては，術式の選択を行う時に，できるだけその人のこれからの人生において，がんの根治性とのバランスを取りながら決めていく技量が求められる。

　日本でも腫瘍内科医の役割が増えてきて，抗がん治療の部分などを専門の腫瘍内科医に担ってもらう部分は増えてくると思われる。抗がん剤の選択や副作用のマネジメントなどにおいて腫瘍内科に大きな役割を担ってもらうようになっていくが，その間も外科医はともに患者をフォローしていく必要がある。放射線治療中は放射線治療専門医と連絡を取りながらケアを行っていく。放射線治療は毎日に及ぶので，それらの治療過程で外科医には訴えることのできなかった疑問や不安がみつけられることもある。それらのことをともに連絡を取りながら，チームでサバイバーシップの多岐にわたる問題を取りこぼさないように解決してく姿勢が重要であろう。その患者の今後のがんの診断，初期治療をどのように乗り越えることができたかは，今後のサバイバーとしての時間へ大きな影響を及ぼす時期と思う。この時期に時間をかけて，しっかりその人をサポートすることで，その後のがんとの向き合い方が変わってくると言っても過言ではないであろう。

C　フォローアップ期

　この間はたいてい3〜4か月から1年に1回の診察で患者をフォローしていく時期である。患者は手術を終えて，抗がん剤を終えて，頻回の通院から3〜4か月に一度の通院になる。今まで自分が駆け抜けてきた道のりを振り返り，はじめてすべてを受け止める重さに気がつく時でもある。手術の傷を改めて見返して，その変化を実感するかもしれない。手術によって変わったからだのさまざまな苦痛に一番苦しむ時であるかもしれない。患者が一連の治療を終えて，一段落した安堵感から，反対に自分の病気を改めて直視した時の適応に障害を覚えることも多く，その時の患者からのサインを見逃さな

いことも重要である．必要時にはリエゾンナースや精神腫瘍科医に相談をする．

身体的には術後に起こるさまざまな症状を一番実感してくる時期であり，メスをいれた外科医として，その症状を受け止め，予測できることは説明することで患者のいたずらな不安を取り除くことができる．

社会的にも，患者が仕事への復帰のことで悩むのもこの時期である．病状をきちんと理解させ，必要な情報を提供すべく，ソーシャルワーカーなどとも連携を取っていくことは重要である．

D 再発期

患者の考え方とその移行が難しい場合もあり，十分な時間をかけながら，患者のそばに寄り添いながら支援を行う必要がある．再発の抗がん治療は腫瘍内科医に移る場合もある．再発患者の治療を行っていくうえでの患者の意識改革も重要であるが，我々医療者の意識改革も必要である．目の前の患者はがんと診断され一応その治療を終え，たとえ心はがんから解放されなくても，体は目に見えるがんからは解放されていた状態から，再発を起こし，がんとともに生きていくことがほとんどの場合必須になるのである．これからは長い治療の毎日が命つきるまで延々と継続していくことになる．その時に起こるさまざまな症状への対応が，一番大事な診療になってくる．再発転移を告げられた時の患者への心理的サポートは非常に大事である．適応障害を起こすこともあるが，がんと診断されたばかりと比べると，むしろ頻度は低く，程度も軽いことが多い．診断時にきちんと適応できていると，再発転移を起こしてからの受け入れ方が違ってくることも多い．再発転移の治療を腫瘍内科が行う場合でもサポートを行いながら連れ添っていく必要がある．

E ターミナル期

人生の最後を迎える時は，身体的なさまざまな症状からまず苦痛を取り除くことが必要である．どこまで積極的な治療を行うか，本人はどのような最後を迎えたいか，家族はどうしたいと思っているか，やり残したことは何か，残されている時間が限られているゆえに，しっかりと話し合いながら寄り添うことは重要である．たとえその診療の主科が緩和ケアや腫瘍内科で

あっても，外科医も患者と関わっていくことができる．診断された時から今までの患者の長い歴史を一緒に振り返りながら，その患者にとっての最適なターミナル期の過ごし方を模索できるかもしれない．家族の思いもともに受け止めることができるかもしれない．局所の手当が必要かもしれない．外科医にとって，もう積極的治療ができないことはジレンマかもしれないが，外科治療というものの限界に向き合いながら，自分の医師としての成長のためにも最後まで見届けることは重要である．

F おわりに

　外科医のサバイバーシップにおける役割は，何よりも患者にサバイバーシップの観点から関わり，そして患者からのサインを見逃さずに拾い上げることにあると思う．その対策については，外科医が行い得ることは少ないかもしれないが，その拾い上げたボールを投げられる，対策を行える場を見つけ，そこに患者を託していくことはできると思う．そのための医療現場におけるチームづくりも必須である．医療がどんどん複雑細分化されて，多種の専門家が1人の患者に関わる時代になってきている．今までのように，1人の医師が診断，手術，化学療法，緩和ケアとすべてをそれぞれの専門家のように行っていくことは不可能になってきている．そのステージにおいて，それぞれの専門性を患者に提供しながら，皆が患者とともに歩いていくことが重要であり，それによって患者も安心感を得ることができると思う．外科医は，自分のできることを精一杯提供し，患者の生涯にわたって寄り添う思いが必要である．

（山内英子）

腫瘍内科医

　がん種によって，また，診断時のステージによってがん患者の予後は異なるが，いまや全がんの5年生存率は60％を超える時代になっている。がんと診断され，初期治療を受け，その終了後過ごす時間が長くなり，がんも慢性疾患のひとつとして考えられるようになってきた。それぞれの時期をどのように臨床的に管理するのか，経過を追っていくのか，生活指導や患者教育をどう行っていくのかが問題になってきている。また，治癒を目指せない状況にある患者も存在しており，彼らの病気を抱えながら生活していくことの支援も重要である。これらの問題を特に腫瘍内科医としてどのように対応していくか，また，日本でどのように形成していくかを米国における状況とも合わせて考察したい。

A　がんサバイバー

　cancer survivor という言葉は，日本語に訳しにくい言葉である。英語でも定義の微妙な違いがみられる。初期のがん治療を終えて体の中にがんのない状態で生存している患者のことを指すことが多いようであるが，米国国立がん研究所（National Cancer Institute：NCI）によるがん関連用語集では，以下のように定義されている。サバイバーとは過酷な状況や命を脅かすような病と闘いながら，もしくは，闘い終えて生存し，活動可能な人を指す。がんにおいては，診断された時から死に至るまでの間にいるものはサバイバーと考えられる。すなわち，腫瘍内科医が日々診察する患者は，病気の局面にかかわらずすべてがんサバイバーに相当することになる。

B　腫瘍内科のがん診療における役割

　腫瘍内科という診療科は比較的新しく，診療を受ける患者だけでなく，医療従事者も含めて日本における定義，認識は欧米に比べてまだ差異が見受けられる。米国では腫瘍内科はすでに確立されたがん診療における一専門診療科であり，腫瘍内科医は内科全般の研修を受けたうえでの薬物療法を行うがん治療専門医として位置づけられている。がん治療の中でも抗がん剤，ホルモン剤，分子標的薬など薬物によるがん治療を行う専門診療医である。どの

薬物治療を選択しようとも，その前後における状態の把握，治療適応の見極め，治療終了後の経過観察など多岐にわたる患者管理が求められている。しかし，がんという病気の性質上，実際はそれ以上の役割が求められている。がんは原発臓器のみにとどまるわけではなく，所属リンパ節や多臓器への転移をきたし，全身に影響を及ぼす病気である。内科的素養の元に全身状態を評価し，病気の進行とともに全身を継続的に観察管理する必要がある。また，進行がんにおいては抗がん治療のみでなく，緩和ケア，ターミナルケアの実践にも関わり，積極的な抗がん治療からより QOL を求めたケアへの移行を進める役割もある。このようにがんサバイバーのケアは多岐にわたるため，さまざまな医療従事者ががんサバイバーの病歴に合わせてチームとして関わることになる。診断時から死に至るまで長期にわたり患者と接する腫瘍内科医は，患者にとって最良のケアを提供するために患者のアドボケート（代弁者）として多職種を効率よく活用するコーディネーターの役割を課されている（図 3-2）。

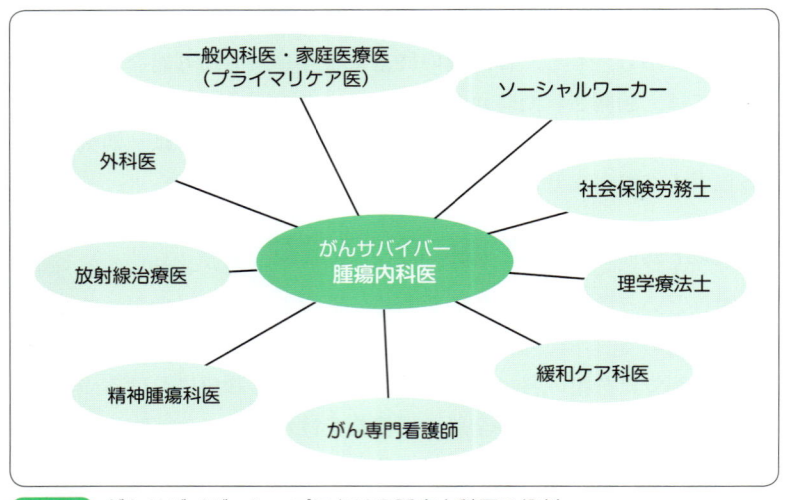

図3-2 がんサバイバーシップにおける腫瘍内科医の役割

C 目標の異なる2種類のがん患者(がんサバイバー)

　がん患者におけるサバイバーシップを考える時に，がん患者は治療の局面において2つの状況に置かれることを覚えておかなければならない．まずは，手術可能な局所的広がりだけにとどまっているがんで，治癒を目指して局所療法である手術療法もしくは放射線療法と全身療法である薬物療法を含めた初期治療が行われている，もしくは，行われた後の状況である．2つ目の局面は，このような初期治療が行われた後に再発したり，最初から転移していたりしているために治癒を目指した初期治療の適応はなく，延命や緩和が目的となる薬物療法を受けている状況である．

　前者は，初期治療を受けている最中や終えた後であるので，腫瘍そのものは目に見える大きさとしては存在しない．術前もしくは術後化学療法を受けている最中の患者に対しては，治療が安全かつ効果的に行われることが腫瘍内科医の重要な仕事となる．そのためには，最大投与可能な抗がん剤を最小限の副作用に抑えて投与し，一定の期間に終えることが目標である．抗がん剤は他の薬剤に比べて治療域の狭い薬剤で治療関連死を引き起こしうる薬剤で，特にこの時期にある患者に対しては注意を要する．また，化学療法による治療を安全に終えた後は再発の兆候がないか注意深く経過観察していくことになる．1つの大きな仕事を終えた後の安定した時期である．ただし，患者としてはいつ再発するのかと心配しながら過ごす心理的にはかなりストレスにさらされる時期でもあり，精神的カウンセリングを行ったり，場合によっては専門家(精神腫瘍科医)への紹介が必要になったりする．

　第2の局面においては，がんが再発している，または診断時にすでに転移して発見されている状況にあるので，治癒を目指す治療は困難であり，いつも体のどこかにがんを抱えて過ごすことになる．がんと共存しながらサバイビングしている患者でもある．もしくは，dying survivor といえるかもしれない．違和感があるかもしれないが，英語では普通に会話の中で dying という表現が使われる．死に向かっている，死を迎え入れるという過程を日本よりは積極的に受け止めていると言える．

　前者の患者の場合，特に初期治療を終えた段階では全身状態としては落ち着いており，米国においては必ずしも腫瘍内科医が経過を追っているとは限

らない。その役目は家庭医療医(いわゆるプライマリケア医)であったり，一般開業内科医であったりする。ただ，米国においてもこの時期にある患者を一般内科医や家庭医療医と腫瘍内科医のどちらが経過を追うのかは一定の基準や取り決めがあるわけではない。プライマリケア医がこの時期に患者の経過を追う場合は，対象がん種が特定のものに限られるわけではない。複数のがん種の早期診断やスクリーニング，予防についてプライマリケア医としての研修を受けているからできることである。一方，後者のがんを抱えながらサバイビングしている患者の場合，腫瘍内科医が治療しながら経過を追い，状況によっては緩和ケア医と併診していくことになる。この場合は，迫ってくる死の問題を切実に受け止めながら診療していくことになる。この両者は同じがん患者でも全く異なるサバイバーであり，全く異なる対応になる。

D 日本におけるがんサバイバーシップの形

　がん患者，すなわちがんサバイバーのいずれの状況においても日米における医療システムの違い，がんに対する医師教育，患者教育の違いが根底にあることを痛切に感じる。そのような中で日本においてできることは何かを考える時に，教育，啓発は重要で根気強く続けるべきであると考える。一般市民に向けたがん教育プログラムやがん診療基幹病院とプライマリケア医の診療連携のクリニカルパス化は非常に意義あるのではないかと考えられる。また，米国におけるサバイバーシップ外来においては看護師の担う役割や活躍が大きい。日本ではナースプラクティショナーという職種は確立していないが，米国においては医師の仕事を補完する形でさまざまな領域で医師の管理の下，診療のかなりの部分を分担している。オンコロジー領域ではサバイバーシップ外来や外来化学療法などで医師と協力しながら，診療を行っているのが実情である。特に初期治療後の経過観察期においては，患者教育や形容・審美的問題，生殖機能問題，就労問題，経済的問題など医師よりもむしろ看護師やその他の職種が関与したほうが対応しやすい問題が多い。日本でもがん看護専門看護師やがん化学療法看護認定看護師など専門性をもった看護職もあり，制度的には医療行為に制限もあるが，彼らを比較的安定している初期治療中や初期治療を終えた後の経過観察期のサバイバーシップ外来で登用できればと考えている。サバイバーシップという新しい概念の中でいろ

いろと海外に学ぶべきところ，また，模索するところはあるが，できることから少しずつ新しい試みを続けていき，日本におけるがんサバイバーシップの形が実現するのを望んでいる。

（山内照夫）

かかりつけ医

　日本における主治医，かかりつけ医，家庭医と一般に呼ばれているものと欧・米・豪・アジアにおいて定義されている専門医としての家庭医というものが能力として異なる点を理解しておかねばならない。この海外とのギャップは，日本におけるこれまでの狭い分野の専門医養成一辺倒の医学教育の産物なのであり，今すぐ変えられるものではない。数年中に総合診療・家庭医療が専門医療のひとつとして国によって認可され，新たに設立されるNGOによって専門医として認定されるようになるが，いまだに専門医の数は300人足らずである。そして，その中でも婦人医療は家庭医の研修の中でも最も遅れている。今後乳がん患者をはじめがん患者に寄り添って，患者のアドボケート（保護役）となれる本当の意味のかかりつけ家庭医を養成することは急務である。

A 家族全員のかかりつけ医としての家庭医

　家庭医としての究極の目標は，家族全員のすべての医療問題の主治医・かかりつけ医になることである。家族全体を見渡せることで包括的な背景を知った医療を展開でき，また患者自身の問題より家族の問題を解決することが患者の問題解決になることが往々にしてある。それを大いに利用して，まさにバイオサイコソシアルな医療を展開するのが家庭医である。

　さて，定義はともかく何が重要かというと，がん患者にとっていつも傍にいてくれ，がん治療中・観察中のさまざまな医療問題に関して管理アドバイスしてくれる医師，そして心のサポート，家族へのサポート・アドバイスをしてくれる医師が患者にとって最も必要とされるのである。このような場合，ただ単に"かかりつけ"とか"主治医"とか"総合診療医"とか，または"家庭医"とか言う前に，実際にこれらの知識技術をもっている医師，それもある程度高いレベルで対応できる医師が必要である。抗がん剤治療中の副作用に関する知識や対処法，うつに対してのカウンセリングや薬物治療，不安神経症に対する認知行動療法，子どもに対する遺伝相談など，さまざまな知識技術と配慮が必要である。

　このような患者の多様なニーズを考えると，必ずしも単なる病院内科総合

医では役割を果たせないことがわかる。現状では多くは他科へのたらい回しか、外科や精神科、遺伝カウンセリングなど他の医療分野に紹介され、患者中心医療や医療の総合など存在しない状況が多々ある。投薬はそれぞれの医師が思うように処方し、重複、競合作用などは考慮だにされない。こういったことは今の日本では当たり前のように行われている。

　したがって、多様性のあるがん患者の長期の対応には全科知識と心理社会面に熟知した家庭医療総合医がその管理の中心に必要である。理想型としては、直接治療する外科医または放射線科医とそれらを統合する腫瘍専門医、そして彼らとのコミュニケーションを図る患者のアドボケートとしての家庭医が必要で、こういったシステム構築をすることである。このためには、自分の身体のことすべてを任すことができる、自分の過去現在の健康を一番知ってくれている自分自身の専門医が必要なのである。"Do you want a doctor who is specialized in YOU" という米国家庭医学会の宣伝文句はまさにそれを意味し、つまり家庭医はあなたのことを一番理解し、あなたにとってベストの医療を行ってくれる、という言葉である。欧米豪、さらにはアジアの各国には日本に先立ってこのような医療を行えるようトレーニングされた家庭医療専門医が多数存在し、がんサバイバーサポートシステムの構築はなされつつある。

　家庭医養成の極端に遅れている日本において、このような医師をもつことはほぼ不可能に近いが、程度の差こそあれ自分のことを一番知ってベストを尽くしてくれるレベルの高い本当の"かかりつけ医師"を国民すべてがもっていただきたいし、医師にはそうなっていただきたい。

　以下はこのような観点から家庭医療専門医が行うべき医療について、乳がんを例にとって述べる。

B 家庭医としての乳がんとの関わり

　家庭医は乳がんの予防、診断、治療管理において重要な役割をもつ。国民皆保険制度下の日本において、身近に家庭医がいる必要がある。日本においては一般の内科ベースの開業医でもよいが、これらの役割を果たせるよう訓練されていなければならない。家庭医はまず、病歴をしっかりとれ、一般診察、特に乳房触診を正しく行えること、次に異常を認識・発見できること、

患者に乳房自己触診法を教えられること，乳がんの危険因子に精通していること，そして乳腺腫瘤の評価，画像診断を使い分けられること，いつ乳がん専門医に送るべきかを認識していることが絶対に必要である。そして乳がん治療の概略とその利点弊害についても知っていなければならない。

C 化学療法と家庭医

　乳がんがエストロゲンリセプター陽性ならば，タモキシフェンは乳がんリスクを50％減少させる。しかし，子宮内膜がんの発生が増加する。したがってタモキシフェン服用中は不正性器出血には注意が必要で，内膜組織診が必要となる。

　北米の家庭医にとって内膜組織診は日常の手技のひとつであるが，日本の総合診療医や家庭医のほとんどはその訓練は受けていない。今後経腟エコーとともに家庭医としては必須の手技と思われる。化学療法の抗がん剤副作用を知ることとその対策に熟知する必要があるが，詳細は他項にゆずる。

D 乳がんサバイバー

　乳がんと診断された人すべてがサバイバーである。

　以下はサバイバーとして知っておかねばならない，またいかに家庭医としてサバイバーと限られた時を共有するかについて書いてみた。

1 治療後フォローアップのガイドライン

a）再発または新たながんの発症の予防

遺伝カウンセリング

　乳がんサバイバーは BRCA テストを行うことが望ましい。特に40歳以下で乳がんにかかったり，男性だったり，家族歴に乳がんか卵巣がんがある場合は推奨される。しかし費用が高価であるうえ，陽性に出た場合の本人や家族に対する心理的影響が大きいので，十分にカウンセリングを行うことが望ましい。BRCA 検査は患者の娘や第1親等の家族にとっては重要な情報である。最近女優のアンジェリーナ・ジョリー（BRCA 陽性で母，叔母が乳がん）が両側乳房切除を行ったことは有名である。

b） がんの進展，再発，転移のチェック

再発は原発病巣部と遠隔発症とに分けて考える。それぞれ原病巣のステージ，組織分化度によって異なるが，無症状な患者に対してむやみに検査をすることは止めなければならない。乳がんフォローアップでは，ASCO（米国臨床腫瘍学会）のガイドラインとして医師による診察は最初の3年間は3～6か月ごとに行い，4～5年目には6～12か月ごとに行い，マンモグラフィは初回から1年後と，放射線療法終了から6か月後に行うことを推奨している。その後は年1回のマンモグラフィでよい。その他のCBC，パネル，骨スキャン，胸部X線，肝エコー，骨盤エコー，CT，エミッショントモグラフィ，MRI，腫瘍マーカー（CEA，CA15-3，CA27, 29）などは何らかの疑いのある症状・診察所見がない限りはルーチンとしては推奨されていない。

c） がんやがん治療の医学的，心理的影響の考察

サバイバーには，原発がんの再発のリスク以外にも抗がん剤や放射線治療によってもたらされるがんのリスクもある。白血病，肺・消化管・膀胱・乳房のがん，肉腫などの発生は治療後10年間は高い。また放射線治療に関わるがんも治療後5～10年の間に多い。喫煙によっても関連がんの発生率はより高くなる。

がんサバイバーの心理的問題は計り知れない。適応障害，うつ病，不安神経症，パニック障害，せん妄が挙げられるが，薬物治療（SSRI，トランキライザー）のみならず心理療法と行動療法を単独または組み合わせたりして，家族を必ず中に入れて行う。その他にリラクセーション法，イメージ法，創造アート療法などいろいろある。

d） がんや手術の合併症や治療の副作用の解決（リンパ浮腫，性機能減退，疼痛，全身倦怠，患者や家族のストレス）

抗がん剤の遅延合併症としては，心筋症，末梢神経症，女性の早期閉経があり，これらはがん治療医または家庭医から患者に早期から説明指導しておく必要がある。

e） 職場，学校，保険，障害などに関する問題

職場復帰は早いほうがよいが，基本は無理はしないことである。職業内容によって判断しなければならない。心理面から考えると社会生活は続けたほうがよい。医療保険や乳がんサポートグループの紹介情報収集に協力する。

f）家計，経済上の問題
　高額療養費制度，がん診療連携拠点病院の患者支援センター利用，会社員・公務員で休職中なら障害手当金，障害年金（障害基礎年金，または＋障害厚生年金，または＋障害共済年金），生活保護，学費なら教育支援資金（都道府県社会福祉協議会），などさまざまな援助があるので，相談支援センターに行くとよい。

g）がん治療医と連携をとって患者のニーズを絶えず満たす努力をする
　年に1回はがん治療医の診察を受けることはよいことである。そして話された内容を家庭医に報告するとよいコミュニケーションがとれる。他に，カウンセラー，地域の保健師，福祉課の人達とも顔の見える関係を維持する。

2 乳がん治療後の生活

a）予防接種
　抗がん剤治療を受ける前に接種しておくとよい。インフルエンザワクチン，肺炎球菌ワクチン，水痘・帯状疱疹ワクチン，風疹麻疹ワクチンなどは予め受けておく。

b）仕事や旅行
　抗がん剤治療，ホルモン療法，放射線治療を受けながら仕事をすることはあえて止める必要はないが，基本は無理はしないこと。そして職場の上司や同僚にも説明しておく必要はある。旅行に関しても行程や訪問場所を考えて計画を立てる。

c）性生活
　性生活によって女性ホルモンが増えるということは証明されていないので，性生活を止める必要はない。しかし抗がん治療中やホルモン療法中には気分体調はよくないので無理はしない。また出血や皮膚感染などをきたす恐れのある性行為は避けたほうがよい。治療中は女性ホルモン効果が抑制させられるので，腟内が乾燥し性交痛をきたすので潤滑ゼリーを使うとよい。避妊はコンドームが主で経口避妊薬は乳がんを悪化させるので禁止する。夫婦間の思いやり愛情が重要なので，2人の間のコミュニケーションをしっかりとることが必要である。

d）食生活

　特別な食物ががん再発を増加するという証明はない。しかし，肥満と再発との関連はあるので，過度に脂肪を摂取したりせずに総カロリー制限もして適度な運動をすることは必要。大豆製品が女性ホルモン作用をもつと言われるが，その影響は明確ではない。アルコールと再発率との関連もいまだ結論付けされていない。しかし，他の臓器への影響が治療や副作用に影響する可能性は大きい。

e）喫煙

　再発リスクを高めることが証明されている。

f）運動

　運動をすることで再発リスクを25％，死亡リスクを35％低くすることがわかっているので，適度な運動は積極的にしたほうがよい。

g）ストレス

　心理的ストレスが再発リスクを高めるという証明はない。

h）家族とどう向き合うか

　家族に自分の心のうちを話さないのはいらない誤解と不安を増加させるので，きちんと気持ちを話し，病気の理解も深めてもらう必要がある。自分でできなければ家庭医が行ってもよい。子どもに何をどれだけ伝えるかは年齢と理解度によるが，一度にすべてを語るより何回かに分けて話したほうがよい場合が多い。心理的なサポートを家族皆で行っていく。"Hope Tree（ホープツリー）〜パパやママが"がん"になったら〜"（http://www.hope-tree.jp/）が参考になる。

E　まとめ—治療後の家庭医の役割

　①乳がん治療後の患者に対する正しい情報提供とその家族の心理的サポート・カウンセリング
　②患者の心理社会的問題の理解者であり相談相手
　③再発予防と治療後のフォローアップ管理
　④がん治療の副作用や，その他の既存の問題の管理
　⑤乳がん治療から乳がんサバイバーシップへのスムーズな移行と援助
　⑥毎年の定期チェック，早期再発発見

⑦リスク軽減，生活指導
　乳がん患者とその家族に長い間つき合っていける医療者としての家庭医は重要である。医師の都合で分化してしまった医療をもう一度患者中心の医療に再編成し，そこで最も役立つ家庭医療専門医を今後養成していく必要がある。

〔佐野　潔〕

精神科医

A 精神科医などの専門職

　私見ではあるが，精神科医は精神症状の専門家であり，こころの専門家ではない。同じような科として心療内科がある。そもそもは心理的な因子の強い内科疾患（心身症）を診療していたが，いつの時からか，精神症状がそれほど重篤ではない精神疾患も診るようになり今に至っている。

　いずれにしても，精神科医や心療内科にとっては（特に精神科医にとっては），がん患者を診察する機会は非常に少なかった。ホスピスの精神科医であったキュブラー・ロスの斬新な研究が紹介された1960～70年代には，「臨死患者」と題した項目が記された精神医学の教科書もあったが実際的ではなかった。

　誤解を怖れずあえて言えば，精神科医は患者を看取ることは少なく，医師ではありながら，（自殺以外では）「死」から最も離れた職種であったと言える。

　そのような精神医学の臨床に，80年代になり「日本総合病院精神医学会」が設立され，コンサルテーション—リエゾン精神医学という新しい領域が確立された。そして，総合病院で働く精神科医は，せん妄・うつ病・不眠症などを呈したがん患者を，一般臨床科から依頼され診察するような時代になった。そして，1977年に米国で始まったサイコオンコロジーは「精神腫瘍学」と訳され，90年代にわが国に輸入されたのである。すでに80年代に先人により設立されていた日本精神腫瘍学会も，90年代になり日本サイコオンコロジー学会に改称され，精神科医が中心になって発展していくことになった。彼らの一部は，精神腫瘍科医（サイコオンコロジスト）と自らを呼ぶこともある。

　しかし，多くの精神科医にとっての関心は，依然として統合失調症や双極性障害（躁うつ病）であり，がん患者の精神症状に特別に関心をもっている精神科医の数は，前述した心療内科医を合わせても，全国で数百人にすぎない。

　また，医師ではないが，心理士という職種がある。残念ながらいまだ国家

資格ではないため，その活動が診療報酬として適切に評価されることは少ないが，サイコオンコロジーに関心をもっている一部の心理士もいる。しかし，欧米では，精神科医よりもむしろ，この心理士（サイコロジスト）がサイコオンコロジーの領域では大きな医療資源になっている。

B 精神科医に何ができるのか？

以前は精神科医として一部のがん患者を診察し，今は精神腫瘍科医として，主としてがん患者と家族を診ている筆者の立場から，精神科医には何ができるのかを述べる。

1 精神症状の診断と治療

前章の精神的側面で述べたような適応障害やうつ病，さらにはせん妄や不眠症などは，普通の精神科医にも容易に診断でき治療できる（しかし，乳がんのホルモン療法としてタモキシフェンを服用中にうつ病になった患者に対してはパロキセチンという汎用されている抗うつ薬は禁忌である，という基本的な知識は習得しておかなければいけないが）。

2 患者心理の見方についての教育

精神分析学や力動精神医学を学んだ精神科医にとっては，例えばがん患者の心理の見方について，看護師など他の医療職に対して教育することはできるかもしれない。患者心理の見方について役に立つのは，心理的防衛機制・危機モデル（危機理論）・対象喪失と悲哀の仕事などの理論である。

3 緩和ケアチームの一員としての役割

今から10年ほど前から「緩和ケアチーム加算」が算定できるようになった。その要件に精神科医が含まれていたので，病院長らは非常勤であろうと，自分の病院で精神科の外来を担当している精神科医をチームに入れた。しかし，前述したように，特に終末期のがん患者を診慣れていない精神科医にとっては大きな苦痛を感じたようで，その機会に総合病院を辞めた精神科医も少なくなかった。このチーム内で，消極的にせよ機能しようとする精神科医らは，不眠やせん妄への対応に専念している。

4 ● 家族への介入

　家族は第2の患者である。この言葉はがん患者の家族にとっては特別な意味がある。心身の疲労から健康を損ねるからではなく，大切な人を失うという患者的側面（予期悲嘆）と，明るく励ますという治療者的な側面という，矛盾する役割・課題に向き合っているからである。家族の，この2つの側面のどちらに対して関与するのかを明確にしておかないと，適切な介入はできない。

5 ● グループ療法

　グループ療法は，集団心理の理解をベースにして，ファシリテートしていくことである。医療者がファシリテーターをする点で，自助グループとは異なってくる。今の日本の病院ではほとんど行われていないが，ソーシャルサポートを提供する意味でも有益な介入方法である。

6 ● がん患者への教育

　患者会などで，直接にがん患者や家族に対して，がんへのコーピング，リラクセーション方法，免疫機能を高める方法などを話すことは，精神科医にとっても知識の整理に役立つ。それに加えて，がん患者や家族らが何を求めているのかがわかる絶好の機会でもある。

C 精神科医に求められるがんサバイバーシップへの関わり

　最近は，以前よりも患者会の講演会に呼ばれることが多くなってきた。その理由は，患者会自体の数が多くなってきたためだろうし，公的・私的な助成金などが増えていることも考えられる。そして，精神科医や精神腫瘍科医（サイコオンコロジスト）が呼ばれるのは，やはり「心のケア」の重要性が広く知られるようになったためだろう。しかし残念なことに，全国に精神科医は1万人以上いるが，この領域に興味をもっている精神科医は少ない。別に心療内科医もいるが，双方を合わせても数百人の医師しかいないのが現状である。医師がこれ以上増えることはあまり期待できないので，臨床心理士への期待も高まっている。さらに，医療ソーシャルワーカーや看護師も，がん患者の心のケアや相談室で待機してくれている施設が増えているのは朗報であ

る。つまり，がんサバイバーシップを支えていこうとする医師以外の医療者の数は，実際に増えているのだろう。

　次に，治療中の患者だけでなく，一応の治療セットが終了したサバイバーにとって，グループ療法は有益だと最近はさらに実感している。これは医療者が提供できるかなり強力な手段である。この中で，患者らは自らの不安を吐露しながら，他のメンバーの不安も共有し，サポートし合えるのである。それを医療者が観察したり誘導したりするのであり，この役割をファシリテーターと呼ぶ。ファシリテーター養成には時間がかかるが，その養成役は，集団力動などを学んだ精神科医の責務だと思っている。このグループ療法が有効なのは，数回のセッションを経て，互いの絆が強まり，助け合ったり励まし合ったり，支持し合ったりできるからである。その意味で，筆者はこのグループ療法を「ソーシャルサポートの提供の場」として意義付けている。外来で，多くの患者が待っていても，自然発生的に，「ソーシャルサポート」や「ソーシャルネットワーク」ができるわけではないからである。

　患者がファシリテーターとなって，同じようなことをすることも可能である。患者の中には，それまで受けた教育や，今の職業からか，ファシリテーターが上手な人が多い。このような形態は「自助グループ療法」ということになるが，精神科医はこのファシリテーターを養成していく必要があるし，スーパービジョンをしてスキルアップに協力することができる。

　一方，「ピアカウンセリング」とか「ピアカウンセラー」という言葉も聞くようになったし，実際に患者会の中やサロンなどでも行われているようである。ここでも，精神科医は基礎的テクニックを指導したり，スーパービジョンをしてスキルアップに協力することができる。しかし，実際に全く心理的なことを学んでないがん患者が，いきなりカウンセラーになることは不可能であり，危険でもある。その辺の「質の担保」は患者会にとっても今後の重要なテーマになり，精神科医はいつでも協力する用意がある。

　それに加えて，最近は，看護師でがんサバイバーという方にカウンセラーになっていただくのが，より効率的だと思っている。これを「ピアカウンセリング・ナース」と呼ぶが，実際に活動も始まっているし，その養成講座には精神科医も協力している。

　最後に，がん患者やサバイバーにとって，就労の問題は非常に大きい。そ

こで，就労リング厚生労働科学研究費補助金の研究班「キャンサーサバイバーシップ　治療と職業生活の両立に向けたがん拠点病院における介入モデルの検討と医療経済などを用いたアウトカム評価～働き盛りのがん対策の一助として～H24 ―がん臨床― 一般-011，研究代表者　山内英子」の一環として，平成 24 年度には働くがん患者のためのグループ療法介入―就労リングを行った。これは上述したグループ療法の形態を応用したもので，就労中の乳がん患者 5～10 人をひとグループとして，就労に関する知識・問題解決技法を目指した 3 セッションの介入研究をした。ファシリテーター 2 人の組み合わせとして，①精神科医と看護師，②看護師とソーシャルワーカー，③看護師と社会保険労務士，とした。結果的には，いずれの組み合わせでも，参加した乳がん患者の就労に関する知識や問題解決能力は有意に向上し，同時に情緒状態も改善する傾向が見られた。最後の，情緒状態の改善は，はじめから目指しているものではなかったが，グループ介入にはごく自然に情緒的なサポートという効果があることがわかった。今後，全国展開していく予定である。

〔保坂　隆〕

緩和ケア医

サバイバーシップががんと診断された時から始まるのと同様に、緩和ケアもがんと診断された時から必要と考えられるようになった。緩和ケア外来における早期緩和ケアの実践は、がん患者の伴走者の1人としてサバイバーシップに関わることである。緩和ケア医が早期からサバイバーシップに関わるためには緩和ケア外来の充実が必要である。

A がんサバイバーシップとは

米国の国立がん経験者連合(National Coalition for Cancer Survivorship)ではサバイバーを「がんと診断された人」と定義している。そのため、サバイバーにはがんを治癒した者だけではなく、治療中や終末期の患者も含まれる。また、がんサバイバーシップとはサバイバーや家族ががんと共存して生き抜いていくプロセスのことである。つまり、がんサバイバーシップとはがんとともにどう生きるかということであり、患者を支える人たちの生き方もサバイバーシップに含まれる。

サバイバーをがんを治癒した人とすると緩和ケア医の関わりは限定的であるが、治療中や終末期の患者も含めると緩和ケア医の果たす役割は大きい。

B 緩和ケアとがんサバイバーシップ

緩和ケアは表3-1のように定義されている。がん治療の時期を問わないこと、患者のみならず家族も対象とすること、QOLの改善を目的とすることなどの緩和ケアの特徴はがんサバイバーシップの考え方とよく一致している。

また、がん対策推進基本計画では「がんと診断された時からの緩和ケア」が重点課題となった。つまり、サバイバーシップと同様に緩和ケアもがんと診断

表3-1 WHO 緩和ケアの定義

生命を脅かす病に関連する問題に直面している患者と家族の痛み、その他の身体的、心理社会的、スピリチュアルな問題を早期に同定し適切に評価し対応することを通して、苦痛を予防し緩和することにより、患者と家族の Quality of Life を改善する取り組み

された時から始まるものである。そのためには、がん診療に携わるすべての医療者が基本的な緩和ケアを習得すること、緩和ケアチームや緩和ケア外来などの機能の充実が必要であるとされている。早期の緩和ケアでは痛みなどの問題は多くはなく、それ以外の心理社会的側面の支援が重要となる。

C 米国における緩和ケア外来の取り組み

マサチューセッツ総合病院での緩和ケア外来における先駆的な早期緩和ケアの実践が報告されている。

1 早期緩和ケアの効果

2010年にNew England Journal of Medicine誌に報告されたDr. Jennifer Temelらの研究[1]が注目されている。この研究では進行性肺がん患者に早期から緩和ケアチームが関わった群では、緩和ケアチームが関わらなかった群と比較し、QOLの向上や抑うつ減少と生存期間の延長が認められた。早期緩和ケアの介入が生命予後にも良い結果をもたらしたという衝撃的な結果であった。同じデータを2次解析した研究[2]では、早期緩和ケアの介入により化学療法の終了やホスピスへの紹介のタイミングが最適化されたことが、生命予後の延長に繋がったと考察されている。

2 緩和ケア外来の要素

同グループの早期緩和ケアの質的研究[3]において、緩和ケア外来の7つの要素を上げている（表3-2）。これらの中で緩和ケア外来において特に重要なものは、症状マネジメント、コーピングの強化、病状や予後の認識を深めることである。また、これらの要素の比重は外来の経過の中で変化した。初期の外来で重要なものは「関係性と信頼の構築」などであり、終盤の外来では「終末期計画」や「治療に関する意思決定支援」であった。

D 千葉県がんセンターにおける緩和ケア外来

当センターでは緩和ケア外来を2006年より開始し、その新患患者は年間400〜500人である。院内他科からの紹介がほとんどで、約3割が抗がん治療中、約半数が治療終了前後の患者である。緩和ケア外来の重要な役割は、

> **表 3-2** 緩和ケア外来の7つの要素
>
> 1. 関係性と信頼の構築
> 2. 症状に関すること
>   （評価とマネジメント）
> 3. コーピングに関すること
>   （対処能力，スピリチュアリティ，精神状態，専門家への紹介）
> 4. 病気の理解を深める
>   （どの程度知りたいか，生命予後，病状認識）
> 5. がん治療の話し合い
>   （治療の効果，治療に関する意思決定）
> 6. 終末期計画
>   （蘇生の意向，ホスピス，個人の計画，代理人）
> 7. 家族に関わること

（Temel JS, et al：Early Palliative Care in Advanced Lung Cancer：A Qualitative Study. JAMA Intern Med 28：1-8, 2013 より）

症状に関すること，目標に関すること，療養に関することの3つである。

1. 症状に関すること

痛みなど薬物が有効な症状に対しては薬剤調整を行っている。しかし，薬物の効果が限られている倦怠感や浮腫などの症状に対しては，患者がうまく折り合いが付けられるように生活のアドバイスを行っている。症状が全くない場合でも，将来の痛みの出現を必要以上に心配する患者がいる。そのような患者に対しては，必ずしも痛くなるわけではないこと，もし痛みが出た場合でも通常は飲み薬で対処可能であることを伝えている。

2. 目標に関すること

何を目標としてこの病気を生きるかは患者によって異なる。治癒を目的にできない状況では，治療の効果と同時に現在の生活に大切にすることをアドバイスしている。しかし，治療の効果だけを目標として治療をがんばってきた場合，治療困難となると，目標を失ってしまう患者が多い。そのため，治療終了前後の患者では，今後の目標の話し合いが大切である。抗がん治療が難しくなった場合，多くの患者にとって目標となるのは「現在の生活を維持していくこと」である。目標の修正が難しい場合は表3-3の点を大切にしている。

表 3-3 目標の修正が困難な場合のポイント

1. 2つの目標を同時にもつようにアドバイス
（「治療の効果」を目標とするだけでなく「現在の生活」も目標とする）
2. 最善を期待しつつ，悪い場合にも備える
（希望を支えつつ，もし期待どおりにならない場合どうするかを相談する）
3. 緩和ケアをポジティブに伝える
（決して見捨てないこと，患者のために力になれることを強調する）

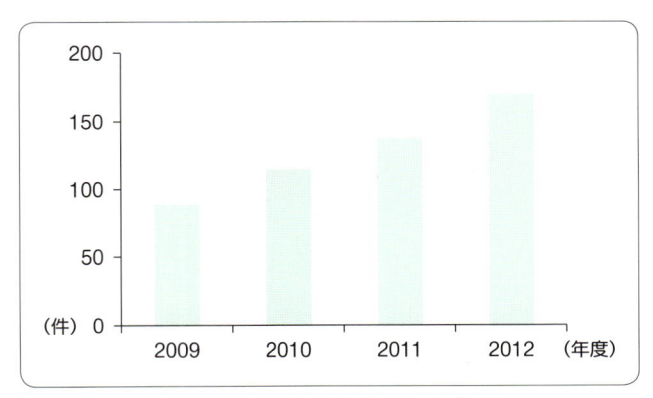

図 3-3 緩和ケア外来からの在宅緩和ケア連携件数

3. 療養に関すること

　緩和ケア外来では在宅緩和ケアへの連携を積極的に行っている。現在は通院可能でも将来は通院が困難となることが予測されるため，在宅緩和ケアの情報提供を早めに行い，連携担当の看護師に繋いでいる。また，訪問診療所や訪問看護ステーションへの連携と同時に，入院必要時の入院先（バックベッド）として当センターの緩和ケア病棟を登録している。患者へは「できるだけ家での生活が継続できるように，地域の先生方と連携している」こと，「病院との繋がりは切れない」ことを伝えている。緩和ケア外来からの在宅緩和ケア連携数は年々増加し，2012年度は171件であった（図 3-3）。一方，ホスピスなどでの療養を希望される患者は，他院の緩和ケア病棟の紹介を行っている。

E 緩和ケア外来の将来

　がん診療連携拠点病院の要件に緩和ケア外来の設置が含まれている。しかし現在緩和ケア外来のあり方は施設によりさまざまである。緩和ケアの外来は国内では緩和ケア病棟の登録のための外来から始まり，その後に治療中の患者の症状マネジメントが行われるようになった。さらに今後は早期から関わることが必要とされ，症状マネジメントのみならず，コーピングの援助や意思決定支援，アドバンス・ケア・プランニングなども大事な役割となるであろう。緩和ケア医が早期からサバイバーシップに関わるためにも緩和ケア外来の充実が必要である。

（坂下美彦）

文献

1) Temel JS, et al：Early Palliative Care for Patients with Metastatic Non-Small-Cell Lung Cancer. N Engl J Med 363：733-742, 2010
2) Greer JA, et al：Effect of Early Palliative Care on Chemotherapy Use and End-of-Life Care in Patients With Metastatic Non- Small-Cell Lung Cancer. J Clin Oncol 30：394-400, 2012
3) Temel JS, et al：Early Palliative Care in Advanced Lung Cancer：A Qualitative Study. JAMA Intern Med 28：1-8, 2013

リハビリテーション医

A　リハビリテーションとは何か？

　リハビリテーション（以下，リハ）とは，「障害をもった人々が，地域において，もてる能力を最大限に発揮し，人権が尊重され，生きがいをもった生活を送れるように，障害者やその家族を中心に共通の目標に向かってチームで援助する活動」である。リハ医学の最大の特徴は，患者を臓器レベルのみでとらえるのではなく，個人や社会的レベルにおいても評価を行い，問題点を整理したうえで，リハ医（リハ科専門医），理学療法士，作業療法士，言語聴覚士，義肢装具士，リハビリ看護師らから構成される多職種チームで治療にあたるところにある。

　病気は治ったものの，その後に残された運動障害（dismobility）を中心とするさまざまな障害に対してリハビリを行うには，従来の国際疾病分類（ICD）による医学的モデルでは不十分であることから，リハビリ医学においては，1980年に世界保健機関（WHO）によって制定された国際障害分類（ICIDH）およびその発展版である国際生活機能分類（ICF）にもとづいて問題点を整理し，治療にあたる。

B　がんサバイバーシップにおけるリハビリテーションの役割

　Lehmanら[1]は，がん患者805名のうち438名でセルフケアや移動などリハに関する問題を抱えており，それはがんの種類によらず，すべての種類のがん患者で生じていたことを報告した。また，Staffordら[2]は地域在住の高齢患者から抽出された9,745名を対象に調査を行い，1,600名余りのがん患者の問題点として，健康状態と並んで歩行困難，椅子からの立ち上がり，家事や買い物の困難などが挙げられたことを報告した。これらの調査報告から，がん患者ではがん種や治療内容，病期に関わらず，日常生活動作（activities of daily living：ADL）や社会復帰にあたってさまざまな問題点を抱え，リハのニーズが存在していることがわかる。

　がんリハはがん患者のQOL向上を目指すサポーティブケアの一環とし

て，後遺症・合併症の軽減を目的とした治療前や治療中の介入，がん関連倦怠感（cancer related fatigu：CRF）などがん特有のさまざまな身体症状への対応，悪液質（cachexia）が進行しつつある進行がん患者に対する対応，緩和ケアが主体となる時期の疼痛や全身倦怠感などの症状緩和や自宅での療養生活への支援など，がん患者に影響を及ぼす幅広い問題に対してニーズが拡大しつつある[3]。リハ専門職は，がんサバイバーが個人的・社会的・職業的なさまざまな問題を解決していく手助けをすることが可能であり，長期的な計画を立てていくうえで不可欠な役割を担う[4]。

C がん医療におけるリハビリテーションの実際

表3-4に原発巣・治療目的別の障害の種類を示した[5]。がんのリハビリでは，これらの問題に対して二次的障害を予防し，機能や生活能力の維持・改

表3-4 がんのリハビリテーションの対象となる障害の種類

1．がんそのものによる障害
　1）がんの直接的影響
　　　骨転移
　　　脳腫瘍（脳転移）に伴う片麻痺，失語症など
　　　脊髄・脊椎腫瘍（脊髄・脊椎転移）に伴う四肢麻痺，対麻痺など
　　　腫瘍の直接浸潤による神経障害（腕神経叢麻痺，腰仙部神経叢麻痺，神経根症）
　　　疼痛
　2）がんの間接的影響（遠隔効果）
　　　がん性末梢神経炎（運動性・感覚性多発性末梢神経炎）
　　　悪性腫瘍随伴症候群（小脳性運動失調，筋炎に伴う筋力低下など）
2．主に治療の過程において起こりうる障害
　1）全身性の機能低下，廃用症候群
　　　化学・放射線療法，造血幹細胞移植後
　2）手術
　　　骨・軟部腫瘍術後（患肢温存術後，四肢切断術後）
　　　乳がん術後の肩関節拘縮
　　　乳がん・子宮がん手術（腋窩・骨盤内リンパ節郭清）後のリンパ浮腫
　　　頭頸部がん術後の摂食・嚥下障害，構音障害，発声障害
　　　頸部リンパ節郭清後の副神経麻痺（僧帽筋の筋力低下・萎縮，翼状肩甲）
　　　開胸・開腹術後（食道がんなど）の呼吸器合併症
　3）化学療法
　　　四肢末梢神経障害（感覚障害による上肢巧緻性・バランス障害，腓骨神経麻痺など）
　4）放射線療法
　　　横断性脊髄炎，腕神経叢麻痺，嚥下障害，開口障害など

〔辻　哲也：がんのリハビリテーションの概要　がんのリハビリテーション総論．辻　哲也（編）：がんのリハビリテーションマニュアル．医学書院，pp23-37，2011より引用〕

善を図る。基本的なリハの方針は他の原因による障害と同様であるが，告知や精神心理面の問題，原疾患の進行に伴う機能障害の増悪，二次的障害，生命予後などに特別の配慮が必要である。

リハの内容は病期によって4つの段階に分けられる（図3-4）[5,6]。入院においては，手術や化学・放射線療法などの治療中・後の合併症・障害の予防・軽減，病棟でのセルフケアの自立や退院準備が主な目的となる。一方，外来においては，自宅療養中のがん患者のQOLの維持・向上を目的に，地域医療や福祉との連携をとりつつ，生活を支援し，社会復帰を促進する。

地域で生活しているがんサバイバーのケアモデルを作成していくうえでは，医療スタッフ（がん専門医療機関，地域診療所）と介護保険スタッフ（ケアマネジャー，訪問看護ステーション）との間の情報の共有化が重要である。健康状態をはじめ心身機能や身体構造，身の回りの生活，通院や通所への参

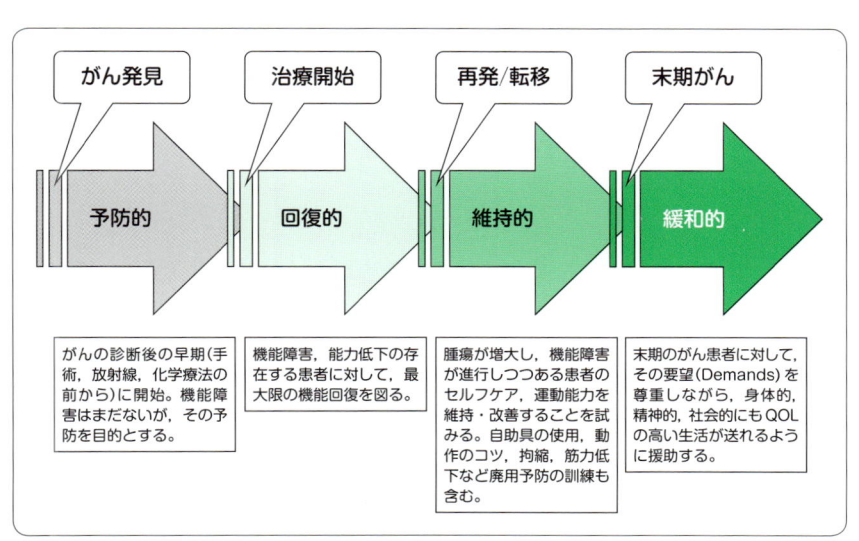

がん発見	治療開始	再発/転移	末期がん
予防的	回復的	維持的	緩和的
がんの診断後の早期（手術，放射線，化学療法の前から）に開始。機能障害はまだないが，その予防を目的とする。	機能障害，能力低下の存在する患者に対して，最大限の機能回復を図る。	腫瘍が増大し，機能障害が進行しつつある患者のセルフケア，運動能力を維持・改善することを試みる。自助具の使用，動作のコツ，拘縮，筋力低下など廃用予防の訓練も含む。	末期のがん患者に対して，その要望（Demands）を尊重しながら，身体的，精神的，社会的にもQOLの高い生活が送れるように援助する。

図 3-4 がんリハビリテーションの病期別の目的

〔辻　哲也：がんのリハビリテーションの概要　がんのリハビリテーション総論．辻　哲也（編）：がんのリハビリテーションマニュアル．医学書院，pp23-37, 2011, Dietz JH：Rehabilitation oncology. John Wiley & Sons, New York, USA, 1981 をもとに作図〕
本図はがんリハビリの流れを示すものでWHOの緩和ケア定義とは異なる。2002年WHOの定義では緩和ケアは末期がんに限定されない。

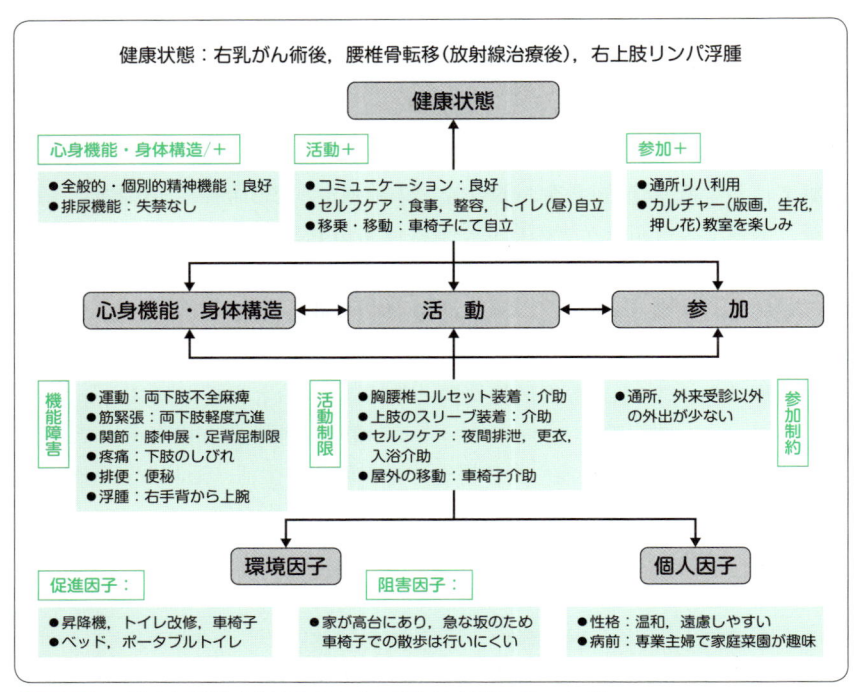

```
┌─────────────────────────────────────────────────────────────────┐
│     健康状態：右乳がん術後，腰椎骨転移（放射線治療後），右上肢リンパ浮腫     │
│                        ┌──────────┐                              │
│                        │  健康状態  │                              │
│                        └──────────┘                              │
│  ┌心身機能・身体構造/＋┐  ┌活動＋──────────┐  ┌参加＋──────────┐    │
│  │●全般的・個別的精神機能│  │●コミュニケーション：良好│  │●通所リハ利用    │    │
│  │  ：良好              │  │●セルフケア：食事，整容，│  │●カルチャー(版画，│    │
│  │●排尿機能：失禁なし    │  │  トイレ(昼)自立        │  │  生花，押し花)  │    │
│  │                     │  │●移乗・移動：車椅子にて自立│  │  教室を楽しみ   │    │
│  └────────────────────┘  └────────────────────┘  └──────────────┘    │
│     ┌──────────────┐    ┌──────────┐    ┌──────────┐         │
│     │心身機能・身体構造│◄──►│  活 動   │◄──►│  参 加   │         │
│     └──────────────┘    └──────────┘    └──────────┘         │
│  ┌機┐                   ┌活┐●胸腰椎コルセット装着：│●通所，外来受診以外 ┌参┐│
│  │能│●運動：両下肢不全麻痺│動│  介助                │  の外出が少ない   │加││
│  │障│●筋緊張：両下肢軽度亢進│制│●上肢のスリーブ装着：介助│                  │制││
│  │害│●関節：膝伸展・足背屈制限│限│●セルフケア：夜間排泄，│                  │約││
│  │  │●疼痛：下肢のしびれ   │  │  更衣，入浴介助        │                  │  ││
│  │  │●排便：便秘          │  │●屋外の移動：車椅子介助 │                  │  ││
│  │  │●浮腫：右手背から上腕 │  │                      │                  │  ││
│  └──┘                   └──┘                       │                  └──┘│
│                        ┌──────────┐      ┌──────────┐                 │
│                        │  環境因子  │      │  個人因子  │                 │
│                        └──────────┘      └──────────┘                 │
│  ┌促進因子：──────────┐  ┌阻害因子：──────────┐  ┌●性格：温和，遠慮しやすい│
│  │●昇降機，トイレ改修，車椅子│  │●家が高台にあり，急な坂のため│  │●病前：専業主婦で家庭菜園│
│  │●ベッド，ポータブルトイレ  │  │  車椅子での散歩は行いにくい │  │  が趣味                │
│  └────────────────────┘  └────────────────────┘  └──────────────────────┘
└─────────────────────────────────────────────────────────────────┘
```

図 3-5 国際生活機能分類（ICF）による評価の例（65 歳，女性）

加状況，さらに居住環境などについて，きめ細かく情報交換を行い，前述のICF にもとづいて評価を行い最適なケアプランを提供する必要がある（図 3-5）。

D がんリハビリテーションの動向

米国のがん医療において，リハの体系化が進められたのは，1970 年代である。がん対策のための国家事業である National cancer act が制定され，NCI（National Cancer Institute）により，がんリハに関するプロジェクトが開始され，リハを必要とする患者のスクリーニング体制，がん治療チームへのリハ医の介入，リハに関する患者教育が徐々に広まった[3]。

MD アンダーソンがんセンターでは，緩和ケアとリハビリ部門が治療の柱

のひとつとして位置づけられ，6名のリハ科専門医と約80名のリハビリ療法士が在籍，入院患者への対応，外来診療および電気生理学的検査を実施している。リハ科では12ベッドをもち，年間400名を超える入院患者がある。リハの目的は在宅復帰を目指してADL向上を図ること，および今後の治療に耐えうる体力向上を図ることである。約2/3の患者が自宅復帰するという[7]。

　一方，わが国では，がん患者の身体障害に積極的な対応がされてこなかった。2006年に制定された「がん対策基本法」では，基本的施策として，がん患者の療養生活の質の維持向上を行うことが国の責務であることが明確にされたが，現実には，治癒を目指した治療からQOLを重視したケアまで，切れ目のない支援をするといった点で，わが国のがん診療はいまだ不十分である。

E　がんリハビリテーション発展に向けた取り組み

1　人材育成

　2007年度に厚生労働省委託事業として，がんのリハビリテーション研修ワークショップCAREERが始まった。2012年度までに，全国のがん診療連携拠点病院397施設のうち256施設(64％)がCAREERを受講した。

　一方，文部科学省による「がんプロフェッショナル養成基盤プラン」は，今後のがん医療を担う医療人の養成推進を図ることを目的として，2007年度に開始された。がんリハに関わる専門職の養成コースは，慶應義塾大学，京都大学，神戸大学にて開講されている。

2　医療・福祉行政

　2010年度の診療報酬改定では「がん患者リハビリテーション料」が新設された。本算定では，疾患(＝がん)を横断的にみすえて障害に焦点が当てられており，合併症や後遺症の予防を目的に治療前から介入を行うことが可能となった点で画期的である。がん医療の中でリハビリに焦点を当てる突破口になったという意味でも意義は大きい。また，介護保険においては，末期がんが特定疾病として認められている。

　一方では，緩和ケア病棟におけるリハ(緩和ケア病棟入院料による包括医

療のためリハ料算定不可）など課題も残っている。

3 研究

　原発巣別やリハビリの介入方法別にランダム化比較試験やメタ分析が報告されてきており，がん患者に対するリハは安全に実施可能であり有効性が検証されつつある．ガイドラインに関しては，「がんのリハビリテーションガイドライン作成のためのシステム構築に関する研究（第3次対がん総合戦略研究事業，主任研究者：辻　哲也）」が実施され，日本リハビリテーション医学会と協働して作業に取り組み，2013年4月に出版された[8]．

F 今後の課題

　2012年度からの新たながん対策推進基本計画では，「がん患者は病状の進行により，日常生活に次第に障害をきたし，著しく生活の質は悪化するということがしばしば見られ，がん患者のリハを充実する必要がある」とされ，目指すべき方向は，「がん患者の療養生活の質の維持向上を目的として，運動機能の改善や生活機能の低下予防に資するよう，がん患者に対するリハビリ等に積極的に取り組んでいく」と記載されている．がんサバイバーが500万人を超える時代を迎える今，がんの診断早期から終末期までさまざまな病期におけるがんの患者に対するリハのニーズはさらに高まっていくことが予想され，がんのリハビリへの取り組みは今後ますます重要になることが予想される．

　がん医療が外来シフトしていく中で，外来診療におけるサポーティブケアの拡充，がんサバイバーの社会復帰に向けた支援，進行がん・末期がん患者の在宅ケア，そして小児がん対策もこれからの重要な課題である．リハの果たしうる役割は大きいので，がんリハ分野に関する取り組みをさらに進めていく必要がある．

（辻　哲也）

文献

1) Lehmann JF, et al：Cancer rehabilitation：assessment of need, development, and

evaluation of a model of care. Arch Phys Med Rehabil 59：410-419, 1978
2) Stafford RS, et al：The impact of cancer on the physical function of the elderly and their utilization of health care. Cancer 80：1973-1980, 1997
3) 辻　哲也：がんのリハビリテーション．リハビリテーション医学白書委員会（編）：リハビリテーション医学白書．pp252-261．公益社団法人日本リハビリテーション医学会，2013
4) Hewitt ME, et al（eds）：From Cancer Patient to Cancer Survivor：Lost In Transition：An American Society of Clinical Oncology and Institute of Medicine Symposium, Natl Academy Pr. US, 2006
5) 辻　哲也：がんのリハビリテーションの概要　がんのリハビリテーション総論．辻　哲也（編）：がんのリハビリテーションマニュアル．pp23-37．医学書院，2011
6) Dietz JH：Rehabilitation oncology, John Wiley & Sons, New York, USA, 1981
7) Kevorkian CG：The history of cancer rehabilitation. Stubblefield MD, et al（eds）：Cancer rehabilitation. pp3-10, Demos Medical Pub, USA, 2009
8) 日本リハビリテーション医学会がんのリハビリテーション策定委員会（編著）：がんのリハビリテーションガイドライン．金原出版，2013

2 看護師

🍀 相談支援センターにおける関わり

　がんサバイバーやその家族は，自らの力を発揮し，自らが必要と判断した力を新たに獲得しながらがんを乗り越え，あるいは向き合いながら生きていくことを擁護されなければならない。しかし現在の医療現場ではまだ十分な体制が整っているとは言い難い。多くの治療は外来通院治療が可能となり社会生活を継続しながら治療が受けられるようになった。その反面，患者と家族は，通院治療や検査と，仕事や家事との調整などでとても忙しくなり，短い診療時間で検査結果や診断，選択肢を理解しなければならならない。そのため，大変なエネルギーと聞く技術を求められる。そのような状況への支援システムとして，相談窓口などの整備が必要とされている。

A　がん相談の活用

　2007年のがん対策基本計画の施行により各がん診療拠点病院を中心に設置されているがん相談支援センターは，がん患者やその家族，友人，一般市民が誰に遠慮することなく活用できる。治療を受けている病院でなくても相談ができ，秘密も守られる。これはがんサバイバーやその家族にとって，がんという病いとともに生き抜くことを支える1つのツールとして活用されている。相談者の多くは主に次のような相談ができることを期待して訪れる。①病気や治療の情報収集と整理，②動揺する気持ちを誰かに聞いてほしい，③細かな心配事を相談したい，④副作用の対応方法，⑤家族や医療者とのコミュニケーション，⑥職場や友人，仕事との付き合い方，⑦再発を防ぐ生活の工夫などである。相談支援センターはタイムリーに安心して相談できる場

所として活用できることが期待されている。

　患者や家族は，がんの疑いをもったその時から診断，病名告知，治療，社会復帰，再発，再発治療，治療の中止，緩和治療導入期，終末期と，そのプロセスをたどり，折り合いながら生活を営んでいく。また，がんという病をもつ新たな自己と向き合うこととなり，これまでの社会的役割を変更しなければならない人もいる。入院や通院，副作用によって家族の送迎が必要になるなど，治療や治療の影響に応じて生活を変化させなければならない。さらに，診断，治療やケアの方向性，療養の場の選択のプロセスの中で，何度も意思決定に迫られる。そこには倫理的な問題をはらむ問題も存在する。がんサバイバーはこのような状況を乗り越え，新たな生き方を歩むことに適応する力を獲得することが求められる。看護は，病気や治療による身体機能の変化や心理・社会的危機を患者・家族自らが乗り越え，適応することを支える役割である。あくまでも主役は患者や家族本人たちであり，がんサバイバーとして一歩踏み出すことを支援する。

　初めてがんと言われた人や家族は，急性期としての対処が必要となり，「その治療を乗り越える」ことが目標となる。その後，治療が軌道に乗るあるいは目標の治療が終了して退院前や社会復帰を意識した時にはじめて，「慢性疾患としてのがん」を意識することになる。つまり早期の危機を乗り越えたあと，1つ1つの課題に対処する過程でサバイバーとしての力を獲得していく。看護師は，「慢性疾患としての対処」の獲得の機会を逃さず支援することが重要である。さらに，相談支援で重要なことは「語ること」の支援である。患者が語りから感情を整理したり自己の反応を客観視し，相談員から「受容された」という感覚を得て自尊心を取り戻せるような支持的な支援である。

　B病院で胃がん術後の補助化学療法を受けているAさん（68歳男性）は，「医師の説明が不十分。食事もほとんど食べられず体力が弱っていくばかり。本当に大丈夫なのか。どうしたら転医ができるか」と，妻と相談に来られた。相談室で，がんと言われてからAさんにこれまでに起こってきたことやどのように対峙してきたかを話していただきながら，身体的状況や食事状況を詳しく確認した。胃全摘術後で食欲不振を引き起こす抗がん剤治療中であるにもかかわらず，低栄養など血液データの異常はなく体重は術直後から減少せずに維持している。食事量は最低必要量は摂取でき適度に散歩をするな

ど，Aさんなりに治療との折り合いをつけておられることがわかった。しかし体格の良かったAさんは，想像していた術後の回復やセルフイメージの違いに悲嘆し，不安や焦りを抱えたまま「医師に質問すると信頼していないようで無礼だ」と考え質問できず，他に良い答えを求めて転医という考えに至っていた。「看護師の立場からみてもとてもうまく治療と生活をコントロールしてると感じる」と具体的に伝え，主治医はきっと安心しているので説明が少ないと思われること，Aさんが不安であることは伝えないとわからないこと，医療者は心配を伝えていただくほうが支援しやすいものであることなど，相互に関係を作るべき状況であることを他の患者の例などを用いて伝えた。そして，「まず第一段階として，1つ気がかりを医師に伝え，説明を聞いてみる」「それでもより詳しい説明が欲しい場合は，セカンドオピニオンも可能である」と提案をすると，Aさんは，「まず栄養士の指導を妻と受けてみたいと伝えてみる」ことを決め，「心の塊が溶けた気がする。医師と話ししていなかったんですね」と，主治医に相談することの必要性をAさんと妻は気づいて帰られた。そして後日，医師と相談して納得できたと報告をいただいた。相談事項の背景にある相談者の気がかりを語ってもらうこと，その中からwell being（よりよく生きる）手がかりをともに探ることの大切さを改めて感じた事例である。

B 患者の声から支援の方法を考える

相談支援センターの目的は患者と家族がより力強く病いや社会との心地良い折り合いを見出すことである。以下は相談患者や家族の声から，ケアのあり方を検討した。

1 情報を得ること

「怖いことばかりだけ耳に入ってくる」「人とは違うとはわかっているはずなのに不安でしかたがない」。このように話す患者，家族は多い。医療者から必要で適切と思う情報でも，その人の恐れや事象の認知によって正しく伝わらないことがある。相談員は恐れていることについて語ってもらい，その恐れを理解したうえで適切に情報を活用できるように支援することが求められる。

2. 見えない道筋

「本当の，正しい道筋ってあるのでしょうか？」「何をどう動いたらいいのか，何が正しいのかわからない」。多くの患者はがんと告知されることがはじめての体験である。行先にどんなことが待ち受けているのか想像できないと恐ろしく感じる。これまでの対処してきた事柄と全く異なり，しかも命に関わる重大な決定を前に地図がない道を歩くような，そんな感覚で途方に暮れる。患者・家族が体験に耳を傾け，寄り添い，伴走者として少し先を示しながら，その人らしい歩み方をともに探ることが大切である。

3. 私にとっての情報とは

「医師の説明は命を数字で区切られている気がして怖い」「医療者は正しいことしか言えないのはわかるけど，私にとってどうなのかが知りたい」。われわれ医療者は誠意をもって客観的情報を示して説明する。しかし，患者はそれがどのような意味をもつのかイメージがつかない。すると数字だけが脅威となって心に残り，前に進めなくなってしまう人もいる。説明されたことを消化することを助ける支援が必要である。

4. 相談して良いことと悪いこと

「ちょっとくらいのことや，がんに関係ないことは先生に聞いてはいけないと思っていた」という抗がん剤治療中にヘルペスを発症していた患者の言葉からは，「症状や気になることを医療者に伝えることも重要なセルフケアの力である」ということに気づかされた。必ず治療中の患者には「些細なことを伝えてくださることが治療をより良くする鍵」と伝えるようにしている。

5. からだを整える

「辛かったら飲んでください」と制吐剤をもらっていたBさんは，「どのくらい我慢したら飲んでも良い辛さなのかわからなかった」と，結局飲まないままひどい吐き気と戦った。「私だけ辛抱が足りないのでは」と考えたり，「薬に頼ることは良くないこと」といった信念をもつ方が多い。このような信念がセルフケアを妨げることを知ったうえで動機付けとなる支援や，日常生活をより良く保つことを重視するwell-beingを獲得できる支援技術が必要で

ある。

6 ● 備えることの相談

「治療を一生懸命考えてくれる先生に緩和ケアのことを知りたいって悪くて言えない」「これから先，自分がどうなっていくのか，何を備えておくべきかも知っておきたい」。患者は治療に前向きになっている気持ちの自分と，これから先に起こるかもしれないことにも備えておきたい気持ちの自分との両側面をもっている。しかし誰彼構わずというより相手を選んで自分を保ちたいこともある。いろんな窓口を自分で選んで活用できるシステムや保証が重要である。

7 ● 家族への思い

「元気になりたいのになれないと応援してくれる家族に悪く，生きている意味がわからなくなる」「しんどいって家族に言えない。心配かけてしまうでしょう？」と，話す患者は多い。心配かけたくない気持ちから家族に辛さを伝えないという対処をとる方もいることを理解し，セルフケアを考えなければならない。また，家族に対しては，心の重荷について話す場所をもつことや，家族が活き活き過ごすよう負担を減らすことも患者へのケアの1つであることを伝える支援が必要である。家族はあまり誰からも褒められていない，むしろ，「もっとこうすべき」と周りからも自分自身からも要求を受ける体験を重ねている。家族の自尊心が向上できるよう支援することが求められる。

8 ● 頭とこころ

「頭ではわかっているんです。だけど前向きになれない。情けなくて辛い」という患者はたいへん多い。周りは前向きに過ごしているように見えてしまい，不甲斐なさや情けない気持ち，焦り，申し訳なさなどに苛まれている。治療の副作用や身体的状況をアセスメントし，倦怠感の理由を客観的に伝えることで「自分のせいでないこと」を知ってもらうことや，対処方法をともに検討すること，誰でも同じ体験をすることを知ることは重要な支援である。

このように，自らサバイバーとして一歩前に踏み出すことを支えるためには，それぞれの体験や物語を理解し，患者としての家族(友人)としての苦悩の理解と寄り添うことと，ケアリングが必要である．

C おわりに

　がんサバイバーである友人から「病院では医療者は皆，あたかも退院や治療の終了をゴールかのように私に接していると感じる．患者はもっと先の自分を見つめて不安なんだけど」と話してくれた．相談支援という出会いの場を大切に，がんという旅路を前にしたサバイバーと家族が見つめるその先を，看護師としてともに見つめることができる力を獲得し，相談者としてともに伴走しながら成長する力をもちたいと考える．

（小山富美子）

文献

1) 近藤まゆみ，峰岸秀子(編)：がんサバイバーシップ―がんとともに生きる人びとへの看護ケア．医歯薬出版，2006
2) Kenneth D Miller(編)，勝俣範之(監訳)：がんサバイバー―医学・心理・社会的アプローチでがん治療を結いなおす．医学書院，2012
3) Jullia Balzer Riley(著)，渡部富栄(訳)：看護のコミュニケーション　第5版．エルゼビアジャパン，2007
4) 中野啓明，他：ケアリングの現在―倫理・教育・看護・福祉の境界を越えて．晃洋書房，2010
5) Cancer Survival Toolbox
   http://www.canceradvocacy.org/wp-content/uploads/2013/02/Cancer-Survival-Toolbox-Resource-Booklet.pdf

外来における関わり

　医療の進歩に伴いがんを体験しそれを乗り越えて生きているがんサバイバーが増えている。わが国においても「がんサバイバー」とか「がんサバイバーシップ」という概念が紹介されて久しい。最近では医療者だけでなく，患者・家族向けの雑誌やメディアでも紹介されるようになり，社会においてもこの言葉が浸透してきた。がん治療は，「延命」だけが目的なのではなく，「QOL」が問われる時代になってきた。それは言い換えればがん体験者が，自分らしく今を生きるということはどういうことかをわれわれ医療者にメッセージとして伝えたいことなのではないか。そこからわれわれ医療者は今，がんサバイバーに何を求められているか，何ができるかを考えなければいけない時である。

A　診断時における外来看護師の関わり（乳がんを例に）

　サバイバーは乳房検診で異常を指摘されたり，自分で腫瘤を自覚し外来を受診する。精密検査を受け，乳がんと診断される。外来看護師は告知時から継続的に関わり，サバイバーががんを受け入れていく過程に寄り添い見守ることが重要である。看護師はサバイバーの望む治療が受けられるように支援する。そのために必要な情報を整理して提供する。また患者の治療環境を整えるため，必要な情報収集を行い，必要時に他職種の援助も受けながらサバイバーに寄り添い支援していくことが重要である。

B　意思決定支援

　がんと診断され，わずかな期間にサバイバーは自分の今後の人生を左右するような大きな選択を迫られる。その重大な決定をサバイバー自身が十分に納得したうえで決定していくための支援が看護師に求められる。そのためには十分な情報の提供とそれを整理する方法を提案していくことが必要である。意思決定していくうえで，情報は不可欠であるが，サバイバーにとって必要な情報を整理しきれないために，意思決定に迷う状況になることも少なくない。何が問題となるのかをともに考え，どのような選択肢があるのか，それぞれの治療の特徴やメリットとデメリットを理解したうえで治療を決定

できるように支援することが重要であると考える。また意思決定したサバイバーには常にその決定が正しかったのかという疑問や迷いが残ることがある。そのため，看護師は患者の意思決定を後押しすることも重要な役割である。さらに，意思決定は一度だけでなく，何度もその場面を繰り返す。その度に，継続的にサバイバーに寄り添い，支援が求められる。

C 治療期における看護師の関わり

1 術前術後における外来看護師の関わり

さまざまな検査を受け，がんと告知を受けた直後から手術についての説明を医師から受ける。悪性腫瘍のある位置や腫瘍の大きさなどから術式を決定していくが，例えば乳房温存術と全摘術だけではなく，同時に再建術を受けるか乳頭乳輪を温存するかなど個別化は高まっている。サバイバーの希望を確認し，可能な限り希望に添えるよう支援していくが，医学的に希望通りにならなかった場合のサバイバーへの心理的サポートは大変重要である。

術後においては，なるべく術後の日常生活がイメージできるような介入が必要で，サバイバーの暮らしぶりを情報収集したうえで個別な支援が必要である。例えば家庭内での役割や仕事の状況，趣味などを知り，術後に無理のない回復経過がたどれるよう具体的なアドバイスを行う。

2 化学療法の理解を助ける看護師の関わり

外来化学療法を受けるサバイバーへの看護師の関わる範囲は広い。まず外来で化学療法開始前にオリエンテーションを行い，治療のスケジュールや副作用，その発現時期の目安や対処法についての説明を行う。この場合，看護師は，まずサバイバーの現在の思いを受け止め共感し，信頼関係を築くことが重要である。そのうえで理解できなかったことを確認しながら再度説明の補足を行う。サバイバーが入院中であれば，常に身近に医療スタッフがいて必要時に援助を受けられるが，外来治療の場合は，帰宅後に直面した問題に対してサバイバー自身が判断し，生活全般を自分で工夫する力が求められる。そのために，看護師は化学療法の開始にあたって病気や治療・ケアを理解するためのサポートを行わなければならない。またがん治療の情報が氾濫しているためサバイバーが混乱する場合が多いので，必要な情報をともに整

理することも重要な役割と言える。

3 治療前の看護師の関わり

　治療が決定したら化学療法前オリエンテーションを行う。そして必要な情報収集をし，化学療法実施前のサバイバーの身体的・精神的・社会的評価を行う。目的は，これから行われる治療を，サバイバーが受けることができる状態かどうかを判断するためである。この際サバイバーの個別性を考慮し，治療の妨げになっていることはないか，治療の継続に問題はないかなどのアセスメントも行う。これらの支援は，治療前にできるだけ問題を解決し，サバイバーが治療に専念できる環境や条件を整えることが目的である。

4 治療中の看護師の関わり

　治療当日のサバイバーの状況を把握して，治療の妨げになる事柄がないかチェックをし，問題があれば解決してから治療を開始する。その際，サバイバーの安全・安楽には十分考慮しモニタリングする。またサバイバー自身がセルフケアできるように副作用の説明や対処方法を具体的に説明しておくことが重要である。

5 治療後の看護師の関わり

　サバイバーがつらいのは，化学療法を終了しても長期に続く，脱毛やしびれ，浮腫などQOLを下げる副作用であると言われている。治療中は医療者のアドバイスを受けているが，治療が終了すると，看護師との関わりも減り，サバイバー自身が生活とどう折り合いをつけるか，QOLを高めるための工夫が求められる。そのため，看護師は治療が終了しても外来通院時などにサバイバーに声をかけ状況を聞き，困っている副作用の対応や困難の解決策をともに考えサポートしていくことが大切である。

6 症状緩和を目的とした化学療法時の看護師の関わり

　現在は化学療法も緩和ケアの一部と考えられるようになり，先に述べたが症状緩和を目的とした治療が積極的に行われるようになってきた。治療センターではオピオイドなどの麻薬を使用し，PSやQOLを保ちながら化学療

法を行っている患者も多く，緩和効果の評価も必要になってきた。看護師は，サバイバーの価値観や意思を知り，安全に長期間治療が継続できるように援助することも求められる。また看護師は症状を評価し今後起こりうるさまざまな変化を予測し，サバイバーや家族に伝えることによりサバイバーは現実を受け入れ，その人らしく生きることができると考える。

D ホルモン療法を受けるサバイバーへの関わり

ホルモン受容体陽性患者が術後にホルモン療法を受ける。現在治療期間は5年とも10年とも言われている。ホルモン療法による副作用には，更年期症状（ほてり，発汗，のぼせなど），食欲亢進，体重増加，腟の乾燥，帯下の変化など，またアロマターゼ阻害剤では関節痛や骨量の減少などがある。きちんと内服できなければ治療効果が望めないことから，治療継続は大変重要である。副作用を克服し，生活に折り合いをつけ治療を継続するためには，やはり医療者のサポートは重要である。外来通院しているホルモン療法中のサバイバーには積極的に声をかけ，日常生活上の困難に対する具体的アドバイスや精神的サポートが重要である。また薬物療法中は夫婦生活や妊娠といったセクシャリティーにも影響を及ぼすので，個別対応が必須である。

E ピアサポート活動への関わり

当院では1993年，乳がん患者会からの要請で「病院訪問ボランティア」を始めた。ボランティア自らも乳がん体験者で，乳がん術直後の患者から要請があれば，病室を訪問し，患者の質問に答え，自らの体験を話し患者をサポートする活動である。ボランティアは医療と精通しているわけではないが，「自らの体験を伝えること」そして，「病気を克服し元気な姿を患者に見せること」で，闘病中の患者に「自分も元気になれる」と希望を与えることができる。訪問するボランティアはサバイバーにしかできない活動を行っている。

また2000年には乳がんサバイバーを対象に厚生労働科学研究で，外来治療において，より質の高い看護を提供する研究を行った。がんのデイケアモデルとしての研究は乳がん患者が外来化学療法を受ける際にどんなサポートができるか，パンフレットを作成し，日常生活の副作用対策としての支援を

行い，看護師のスキルアップのための学習教材の作成，サバイバーのリラクゼーションを促すための資材作成，そして，サポートプログラムを作成した。数人のグループで自分の思いを語り，気持ちを分かち合い，サバイバー同士が精神的サポートをしあい対処能力を高める。そのグループから，ピアサポーターが生まれた。ピアサポーターは病院訪問ボランティアと同様にサバイバーからの要請があれば，個別に面談し，サバイバーの疑問に答え精神的サポートを行う。看護師はこれらの活動にあたり，運営のサポートやボランティア養成のためのセミナーの支援などを行っている。今後は活動の継続と運営体制の強化，乳がん体験ボランティアや看護専門職者のスキルアップのための学習会の継続，看護専門職者とのパートナーシップの継続が重要と考える。

また2002年から乳がん患者と家族，乳がん関連の専門家，医療関係者を対象に「With you 東京」という「乳がん患者とブレストケアを考える会」が開催されている。これも乳がんサバイバーを支援する会のひとつである。そしてこの会は全国で開催されている。

F おわりに

がんサバイバーシップとはサバイバーががんと診断を受けた後，治療を受け生きていくプロセス全体のことである。がんと告知されると生活は一変する。今まで当たり前だったことが，当たり前でなくなり，人間関係や就労，経済面や生活全般に大きな不安を抱えながら治療と向き合っていく。一通りの治療が終了しても再発や転移の不安を抱えて長い時間を過ごしていくこととなる。その時にサバイバーを支えていくのは家族であり友人であり，サバイバー同士であり関わるすべての医療者であると考える。その人がその人らしく生きていくために，継続的なサポートをしていきたいと考える。

〔金井久子〕

文献
1) 近藤まゆみ，嶺岸秀子（編）：がんサバイバーシップ―がんとともに生きる人びとへの看護ケア．医歯薬出，2006

2) 近藤まゆみ：がんサバイバーシップのいま　がんサバイバー体験を考える．がん看護 17：473-477, 2012

サポーティブケアにおける関わり

A サポーティブケアとは

1 サポーティブケアの考え方

まず，サポーティブケアのとらえ方であるが，米国がん協会では，「サポーティブケア」と「緩和ケア」は同義語であり，「重大なあるいは生命を脅かす疾患をもつ患者の人生と生活の質を改善するためのケアである。ケアの目標は，疾患による症状，副作用，疾患や治療に関連した精神的・社会的・スピリチュアルな問題をできるだけ早期に予防あるいは対処することである」としている。

WHO（世界保健機関）では，緩和ケアの定義を2002年に改定し，問題の早期発見，予防という言葉が入り，緩和ケアは病気の過程に良い影響を与えること，緩和的治療にも結び付くことを加えている。

日本では，2007年のがん対策推進基本計画で，「治療の初期段階からの緩和ケアの実施」が掲げられ，2012年の見直しでは，「がんと診断された時からの緩和ケアの推進」とされ，サバイバーシップのすべてのステージに適用されることが強調されている。

その一方で，「緩和ケア」というと治療がなくなった以降のケアとの認識が根強い。そこで米国MDアンダーソンがんセンターでは，名称を「サポーティブケア」に変更している。

つまり，「サポーティブケア」は病期や病状に関わらず，がんサバイバーが体験しているさまざまな苦痛・苦悩に対して提供される支援およびケアと幅広くとらえることとする。

2 サポーティブケアプログラムとは

日本では「サポーティブケア」という表現は馴染みがないかもしれないが，欧米では盛んに行われている。米国スタンフォードがんセンターではプログラムの案内に，「サバイバーの体調・自然な希望・勇気を強化して精神を豊かにする。サバイバーのニーズに合わせて自分に合ったものを選ぶことができる」と前置きし，さまざまなクラス・ワークショップ，エクササイズ・

フィットネス，ヒーリングサービス，栄養指導，サポートグループ，リソース・情報センターなどを掲載している。

米国カリフォルニア大学サンフランシスコには包括的がんセンターという施設があり，ケアリング・癒し・指導・発見をミッションに掲げ，アートプログラムや多種のイベント，クラス，サポート，リソース紹介が行われている。また，美容保持や調髪への意識も高い。

3 サポーティブケアの必要性

厚生労働省の研究班ががん体験者を対象に 2003 年に行った全国調査によると，「がん患者として悩んだこと」として，およそ半数が「精神的問題」と「身体的問題」を，1/3 の人が「生き方や生きる意味に関すること」と「経済的問題」を挙げた。また「悩みを軽減するために必要だと思うこと」としては，「相談・心のケア」，「医療者との良好な関係」，「家族の協力・理解・支え」，「同病者との交流・患者会」などの回答が多く，サポーティブケアのニーズが窺われる。

B サポーティブケアの実際

サポーティブケアは多種多様であり，各種専門職やボランティアが行っていたり，多職種が協働している場合も多い。ここでは看護師が主に関わるものをいくつかを紹介する。

1 症状マネジメント

がん患者の QOL の維持において最も優先されることは，苦痛・苦悩の緩和である。要望があればいつでもどこでも専門的な緩和ケアを受けられる体制を整えることが必須である。

患者主体の症状マネジメントを行うためには，患者が体験している症状を多角的にアセスメントし，患者とともに評価することが肝要である。そして，定期的なフォローアップに加え，症状悪化時の対応や連絡先を明確にしておくことが患者および家族の安心に繋がる。

2 ● 日常生活・自己管理の支援

　近年，侵襲や副作用の少ない治療法が開発されているが，一般的に治療継続の負担は少なくない。特に再発・転移した場合は闘病生活が長期に及んだり，身体機能が変化したり，服薬・栄養・処置・リハビリテーションなどの自己管理を要することもある。患者が必要な援助を受けながらこれらの変化に順応していくためには，個々の価値観や信念，生活スタイルを十分考慮し，安全・確実に実施できる方法を指導することが重要である。

　また，患者と医療者が情報共有しやすいように，治療歴，治療や療養に関する希望，体調や症状の変化などを自身でも記録に残すことを勧めるとよい。

3 ● 意思決定の支援

　がん治療・ケアに関する情報が氾濫し，選択肢が増える中で，患者が自分の状態に適した情報を獲得し，意思決定することは容易ではない。従来日本では権威ある医師に従う傾向があり，早くからインフォームド・コンセントが普及していた米国に比べると情報サービスが充実しているとは言い難い。国立がん研究センターがん対策情報センターでは，科学的根拠に基づく信頼性の高いがん情報をウェブサイトや冊子などにより提供している。

　医療者は患者や家族が適切な情報にアクセスし，利用できるようにアドバイスすることが重要である。特に看護師は，患者の生活背景や疾病・治療のとらえ方，日常生活への影響，治療・ケアへの要望などに触れる機会が多いので，患者の代弁者あるいは患者にとって最も有益で弊害の少ない選択に導くための擁護者としての役割を担うことができる。

4 ● サポートプログラムの展開

a）がん患者サロン

　がん患者やその家族など，同じ立場の人ががんのこと，生活のことなどを気軽に本音で語り合う交流の場である。医療関係者あるいは患者・家族が立ち上げて，共同で運営しているところもあり，各地で広がりつつある。

b）サポートグループ

　何人かの患者のグループに専門職がファシリテーターとして加わり，情緒

的支援や情報提供を目的とした構造化されたプログラムである。

①教育的介入

　正しい知識や情報提供を行い，よりよく問題に対処できるように働きかける。米国の看護師が始めた「I Can Cope」が代表的であり，日本でもわが国の状況に合わせて改編されたプログラムが行われている。

②支持・感情表出型

　受容的な雰囲気の中で感情を出し合い，互いに支え合うプロセスを通して，自発的に対処法を見い出していくアプローチである。内容の一例として当院が行っているものを表3-5に示す。グループ療法的な効果を上げるためには，ファシリテーターの役割が鍵となる。

③認知行動療法型

　自分のものの見方や考え方のパターンに気づき，行動や思考を変えるように導く。「がん＝死」「乳房切除＝女性喪失」などの認知の歪みを修正し，受け容れや前向きな行動を促す。

　グループによるサポートの効果としては，①同じような状況にある人をケアしたり，ケアされることで元気づけられる，②がん体験者に特有の恐れ・不快感，拒否反応などが普通であることを知り，自分の体験を"正常な反応"とみなすようになる，③さまざまな対処方法を自分で選択し，新しいソー

表3-5 サポートグループの内容

第1回	自分の病気について学ぼう	がんの特徴，診断や治療方法 がんとストレスの関係，免疫力を高める意義 補完代替医療について
第2回	毎日の健康を維持・回復する方法を学ぼう	食事(栄養や食品，調理方法)の工夫 運動や休息，睡眠と体内リズムとの関係 体調の変化の気づき方と対処方法
第3回	自分の気持ちをわかり心身の安定を保とう	心の変化とうつ状態の時の養生法 ストレスと自律神経の関係 心身のリラクセーションの実演
第4回	ゆったりと生きるための工夫	医療者との上手な付き合い方 活用できる支援体制，がん情報の紹介 緩和ケア，訪問看護など 高額療養費制度や介護保険の利用方法
第5回	コースの振り返りと修了式	コースを通して気づいたことや感想 音楽演奏，ミニパーティー(団らん)

シャルサポートネットワークを築いていくなどがある。

c）ピアサポート

がん体験者ががん患者と話をして不安の解消，心の安定を図っていくものである。電話相談・訪問・ウェブサイト・患者会など，いろいろな方法がある。ピアサポーターの資質・教育・経費・医療施設との連携が課題となり，医療者との繋がりがあることが望ましい。

5 家族へのケア

がんという診断は家族や周囲の人々にも影響を及ぼす。家族は「第2の患者」「2次的なサバイバー」とも言われている。介護者の緊張や負担を考慮し，感情を表出できる機会を設けたり，患者との付き合い方や介護技術などについてアドバイスするとよい。

患者を支える家族へのメッセージを以下に示す。
① 患者の病気について正確な情報を集める
② 自分にできる援助を考える
③ 患者の気持ちを受け止める
④ 患者の要望をよく聞く
⑤ 患者の意に添っているか確認する
⑥ 自分の生活も大事にする

がんサバイバーができる限りQOLを維持して生き抜いていくためには，がん治療とサポーティブケアがバランスよく提供される必要がある。全人的アプローチの視点に立ち，サポーティブケアを充実させ，選択肢を増やすことへの取り組みが急務である。

（中村めぐみ）

文献

1) 清水　研：サバイバーとサバイバーシップ．腫瘍内科 5：95-99, 2012
2) デイヴィッドスピーゲル・キャサリンクラッセン（著），朝倉隆司，田中祥子（監訳）：がん患者と家族のためのサポートグループ．p32, 医学書院, 2003

3 薬剤師

A　がんチーム医療における薬剤師の役割

　近年,がん化学療法は進歩が著しく,抗がん剤や分子標的薬の新規承認,適応拡大により標準治療が変化するなど,がんの再発予防,また再発・転移の治療に欠かせないものとなった。それに伴い,サバイバーが化学療法に取り組みながら生活する期間は延長している。

　医療者が,サバイバーとともに寄り添い歩んでいく中で,チームとしてそれぞれの専門性を生かしていくことが重要である。がんのチーム医療における薬剤師の役割には,①処方の監査と確認,②抗がん剤の調製,③レジメン登録・管理,④患者の薬学的なケア(薬物療法のスケジュールや副作用などの説明,副作用のモニタリングと支持療法の提案),⑤緩和ケアにおける薬物治療の提案,⑥医薬品情報の提供,が挙げられる。

　薬剤師は,サバイバーが化学療法を安全に安心して行うことができ,そしてその治療効果が最大限有効になるようサポートするという専門職としての責任をもつ。

　また,化学療法の副作用対策も急速に進んでおり,約20年前,サバイバーにとって最もつらい副作用であった「嘔吐」は最もつらい症状ではなくなった。しかし一方で,「家族やパートナーへの影響」,「仕事や社会への影響」などがつらいと感じるようになってきており,サバイバーのニーズは大きく変化している。よって薬剤師の関わりも,化学療法中だけではなく,その後の日常生活をしていくうえでの障害にも継続的に支援を行っていく必要がある。

B サバイバーシップの各ステージにおける薬剤師の関わり

1 ● acute stage of survival（急性期）

急性期における薬剤師の関わりとして第一に挙げられるのは，治療への一歩を踏み出させることへの支援である。

多くのサバイバーは初めて化学療法を受ける際に，どのような副作用が出るのか，苦しいのか，仕事や家事は続けられるのか，がんは小さくなるのか，再発・転移は防げるのかなど多くの不安を経験している。また，家族や親戚などの身近な人が受けた化学療法に対する印象や，通院中や入院中に他のサバイバーから受けた化学療法の印象が，自らの化学療法の受け止め方に大きな影響を与えていることがある。

薬剤師はサバイバーの化学療法に対する思いや不安を十分に聴き，それを軽減する。また，サバイバーが化学療法について誤った知識などに振り回されている場合には，必要な情報提供を行う。このことは，サバイバーが治療法の意思決定をする場合においても重要となる。そして，予測される副作用についてもサバイバーの様子をアセスメントしながら情報提供する。特に脱毛や皮膚障害などの副作用はボディイメージの変化を伴うため，女性の場合は多くの不安を抱いている。事前にウィッグやスキンケアなどの対処法について説明する。サバイバーが副作用に対する不安を抱えたままでは，その症状をより強く感じてしまい，それが治療の中断や治療効果の低下にも繋がる。そのため化学療法開始前から薬剤師の関わりが必要である。

2 ● extended stage of survival（生存が延長された時期）
―再発予防の治療（術後補助療法）が開始され，終了するまでの時期

この過程において必要な薬剤師の関わりは，抗がん剤の安全な投与のための処方確認やレジメン管理はもちろんであるが，サバイバーへの副作用の対処とセルフケアに関する説明である。

薬剤師はサバイバーの副作用症状を観察し，対策を立て，十分な説明を行うことによって，副作用を予防・軽減する。そして，サバイバーが可能な限り副作用で苦しむことなく，治療を完遂できるように支援するという役割をもつ。

化学療法を受けるサバイバーは，治療によるさまざまな問題に直面し，対処し，折り合いをつけながら生活していく。特に化学療法の副作用には血液毒性，消化器毒性，神経毒性など，生活に支障をきたす副作用が多々ある。そしてこれらの副作用は化学療法の種類により，また個人により症状に差があるものの必発である。そのため，適切な副作用マネジメントが必要となる。例えば，化学療法による悪心・嘔吐予防の薬剤は嘔吐発現のリスクに応じて適切に処方されているか。皮膚障害が高頻度に出現する化学療法を行う場合には，皮膚障害を予防するような外用薬が必要ではないか。神経毒性は日常生活に支障をきたしていないか，症状を軽減するような薬物治療は必要かなどである。薬剤師はサバイバーが行う化学療法の特徴やサバイバーの副作用発現状況により，エビデンスやガイドラインを熟知したうえで支持療法の提案を行う。

　また，近年は外来で化学療法を受ける機会が増加しており，サバイバーは自宅に帰って日常生活を送っている際に副作用を経験することが多いため，セルフケアが必要になる。有効な対策や支持療法があったとしても，それが正しく行われなければ，効果は不十分になってしまう。このため，サバイバーへ可能性のある副作用とその対策，薬剤の使用方法について説明することが重要となる。

a） 薬薬連携の重要性：病院薬剤師と調剤薬局薬剤師の連携によるシームレスな関わり

　近年，経口抗がん剤の使用頻度が高くなり，抗がん剤が院外（保険調剤薬局）で調剤される機会が多くなっている。この場合，病院薬剤師がサバイバーの状態や服薬状況，副作用発現状況を十分に把握することは困難であり，病院薬剤師が保険調剤薬局と連携してサバイバーの薬学的ケアに関わる必要性が増大している。

　サバイバーは医療者に囲まれた入院環境とは違い，日常生活の中で大きな不安を抱えて暮らしている。指示通りに薬が飲めなかった時，副作用ではないかと心配になった時，身近な薬局に安心して相談できる薬剤師がいてくれたらサバイバーにとってどれほど心強いことだろう。

　化学療法は長期間に及ぶため，揺れ動くサバイバーの気持ちに寄り添い，いつでも相談できる環境を整え，サバイバーと薬剤師間のパートナーシップ

を築くことが重要である。それはサバイバーを見守る家族に対しても同様である。

b）経口抗がん剤の問題点

従来，化学療法は注射薬が中心であったが，最近は注射薬と変わらないような薬効の強い経口の抗がん剤や分子標的薬が登場してきている。しかし，これらの経口抗がん剤はいまだに一般薬と同じ調剤方法がとられている。

2009年に実施された東京都内のがん診療連携拠点病院24施設を対象にしたアンケートでは，院外処方率が半数を超える施設が全体の約75％に達し，そのうち約80％が抗がん剤の院外処方を実施していた。また，抗がん剤を院外処方している施設の約90％で，病院薬剤師による服薬指導が行われていなかった。一方，保険調剤薬局の薬剤師からは，抗がん剤に対する知識不足だけではなく，処方箋のみだけでは告知された内容や治療レジメンなどの把握が難しいため，適切な服薬指導が行えないという意見が多数に及んだ。

このように経口抗がん剤が院外処方されている状況下では，病院薬剤師の関与が希薄となり，保険調剤薬剤師も十分な対応が困難であることが浮き彫りとなった。さらに，病院と地域の薬局をつなぐツールが不十分であるために，在宅時の患者情報が，病院の医療者に正確に伝わらないという大きな問題点が指摘された。

近年，病院薬剤師と調剤薬局薬剤師の連携のあり方として，お薬手帳を用いて情報共有を図る，化学療法や緩和ケアに関する研修を開催するなど，さまざまな取り組みが行われている。

3 ● permanent stage of survival（安定した時期）

化学療法に伴う嘔気・嘔吐，脱毛など，サバイバーが経験する急性症状のほとんどが消散するが，治療の影響が数週間，数か月，数年後まで長引いて消えないサバイバーもいる。化学療法後の神経障害や不安・抑うつ，慢性疲労，認知機能障害，関節痛や筋肉痛（化学療法後リウマチ）などがある。

持続する症状とは別に，疾患の再発，二次性の悪性腫瘍や心血管疾患，肥満/糖尿病，骨粗鬆症がサバイバーでは生じやすくなっており，観察していく必要がある。

また，乳がんの場合には抗エストロゲン剤やアロマターゼ阻害剤などによ

るホルモン療法を5〜7年継続することがある。これらは化学療法に比べ急性期副作用が少ないために，比較的楽な治療と認識されるが，ほてりや発汗などの更年期症状，イライラ・抑うつなどの精神情緒，さらには骨健康や心血管系に対する影響など，長期の視点でのサポートが望まれる。

　薬剤師はがん化学療法が終了した後も，後遺症や合併症に対する薬物療法について責任をもち，継続して関わっていくことが求められる。

4 • final stage of survival：dying（人生の終焉の時期）

　延長された生存の期間を送った数年後に再発や転移をして，再び化学療法が必要なケースもある。この場合は完全治癒が難しいため，うまくがんの縮小と宿主との共存をめざすことが第一の目的であり，サバイバーの希望やQOLを重視した治療が行われる。この際も薬剤師は，サバイバーが副作用で苦しまず，かつ有効性が期待される薬剤や治療法の選択肢を可能な限り使いつくすことができるように支援する。

　そして，サバイバーが「最後まで自分らしく生きる」ためには，痛みや苦痛を取り除いた高いQOLが確保されることが必要であり，緩和ケアの観点からも関わっていく。

　サバイバーは痛みをはじめとして全身倦怠感や食欲不振，便秘，不眠，口渇，呼吸困難，嘔気・嘔吐などの身体症状に苦しむ。これら身体的な痛みは人間としての尊厳を損なうばかりでなく，周囲の人たちとの関わりを困難にする。身体的な痛みは最もサバイバーを苦しめるため，ペインコントロールとしてのオピオイドなどによる薬物治療が重要となる。

　薬剤師はオピオイドの薬理作用や各種オピオイド製剤の剤形とその特徴，副作用対策など，薬学的な視点からアプローチしていく。また，「麻薬」をどのように説明するかも重要である。サバイバーに痛みの治療目的を理解してもらい，薬効，副作用，服用上の注意なども十分に説明し，サバイバーの不安を解消することは薬剤師の使命である。

（河野友昭）

文献

1) 山内英子：乳がん診療聖路加スタイル―最高のチーム医療をめざして．中外医学社，2012
2) 阿南節子：がん患者ケア Q&A―乳がん・消化器がんの薬物療法を中心に．じほう，2007
3) 近藤まゆみ：がんサバイバーシップ　がんとともに生きる人びとへの看護ケア．医歯薬出版，2006
4) 濱　敏弘：S-1，カペシタビン等の経口抗がん薬に対する病院薬剤部の取り組みの現状と課題～東京都がん診療連携拠点病院および東京都認定がん診療病院に対するアンケート調査から～．日本病院薬剤師会関東ブロック第40回学術大会，2010

4 ソーシャルワーカー

A 米国で生まれ，日本では理解されにくいソーシャルワーカー

1 歴史的背景

20世紀の初め米国の内科医キャボット（Cabot）博士は「診療には社会心理的観点から介入する職種が欠かせない」とソーシャルワーカーを養成する学校を米国・ボストンに創設した。そこで学び，病院で実習を行った医療ソーシャルワーカーは第二次世界大戦前，米国全土に広がった。一方，本邦では浅賀ふさ氏が日本人として初めてソーシャルワークを学び，その業務を日本に根付かせたいと切望したのが昭和のはじめ頃である。浅賀氏は当時聖路加国際病院の院長であったトイスラー（Teusler）博士に直訴し，1929年（昭和4年）3月，浅賀氏の帰国と同時に聖路加国際病院にソーシャルサービスデパートメントが置かれた。このような経過で誕生した医療ソーシャルワーカーという職業は，長い間，日本の医療機関で理解されにくかったが，1995年から始まった日本医療機能評価機構が，評価項目の中に「患者の相談窓口があるか」「専門のソーシャルワーカーがいるか」などの項目を入れたこともあり，ソーシャルワーカーの知名度は上がった。またソーシャルワーカーは長く身分が定まっていなかったが，社会福祉士及び介護福祉士法成立に伴い，その業務が国家資格と定められ，数年前からは社会福祉士が退院支援をすることで診療報酬が算定できるようになり，現在はかなり多くの病院と診療所にソーシャルワーカーが置かれている。

2 ソーシャルワーク業務の現状

病気になった人が病気に伴って生じる医療以外の社会心理的な相談に乗

り，その病人（あるいは家族）が自らその問題を解決できるように支援するのが医療ソーシャルワーカーの業務である。患者の相談に乗るという結果が簡単には評価のできない業務を医療者にわかってもらうのは難しい。恐らく多くの病院でソーシャルワーカーは社会資源の紹介や転院退院支援を担うと理解されているだろう。平成22年度に始まった厚労省の研究班「働くがん患者と家族に向けた包括的就職システムの構築に関する研究」でも，平成24年度になって初めてその研究班にソーシャルワーク部門が加わった。つまりチーム医療が推進されて最近やっと医療関係者の中での理解が進んだと言える。

　本人や家族が病気になってソーシャルワーカーに相談した経験のある人はその重要性を認識するが，ソーシャルワーカーを知らずに退院した人が「相談する場所があったのですか」と不満を言っても彼らが不利益を被ったという結果はない。ソーシャルワーカーを利用したメリットは並べられても利用しなかった人のデメリットを挙げることはなかなかできない。そのような目に見える科学的な根拠を数字で表すことのできない職種である。

B 今，ソーシャルワーカーがなすべきこと

1. ソーシャルワーカーの役割

　米国やヨーロッパで理解されているように，日本全国の医師がソーシャルワーカーの働きについて理解を深めてもらうことを今われわれは始めなければならない。幸いがんを治療する病院には多くの場合，ソーシャルワーカーが配置されている。聖路加国際病院では小児がんの患者が多いが，入院してきた子どもが小児がんと診断されると，両親はすぐにソーシャルワーカーと面談する。さらに最初の病気の説明に同席し，両親の不安に耳を傾ける。両親の面会の計画や院内学級のこと，他の子どものこと，経済的なことなど話を聴きながら両親が患児の療養に専念できるように支援する。

　成人のがんでも同じはずである。最初にがんと診断がついたらどんな人でもまずソーシャルワーカーと面談をする。特に働き盛りの就労世代は恐れていた病名を告げられ，病気への不安と同時に仕事のこと，家族のこと，金銭的なことなどが押し寄せ混乱の極みにあると言っても過言ではない。たとえどんなに早期で専門医が「手術をすれば必ずよくなる」と太鼓判を押すような患者でも，医師には伝えていないが，再就職してすぐかもしれないし，夫婦

仲がうまくいっていないかもしれない。そのような社会心理的なことは病気の回復を遅らせたり，気持ちの落ち込みの一因となる。がんとわかった時すぐにソーシャルワーカーに繋いでくれたら，再就職先の就業規則を確かめたり，病気について上司や同僚にどのように伝えるか，または伝えないかを相談したり，うまくいっていない家族に病気についてどのように話すかなどが相談ができる。

　また，本人や家族は治療に向けて手術・抗がん剤などの説明をされ，「早く治療をしてほしい」とあせるが，治療を受けることにより，ADLが落ちたり生活の質が変わることを具体的にわかっていないことが多い。がんの手術や抗がん剤の治療を受けた高齢者の家族は退院を前に「こんなはずではなかった。手術をすればよくなると思っていた。歩行が不自由になり認知症も始まってしまった」と嘆く。子どもが高齢の親を思ってがんであることを隠そうとすることもある。病名を隠し続けた時に予想されることや，ご本人の人生をどう考えるかなど病名を隠そうとする人と話し合うのもソーシャルワーカーの仕事である。

　ある40代の女性は卵巣がんだったが，手術することになり，派遣社員だったために職場に迷惑をかけることを懸念し，退職をした。その後，抗がん剤の治療が終わりかけ，貯金も少なくなり看護師に相談をしたところ，ソーシャルワーカーを紹介されて来室した。彼女から話を聴けば聴くほど，最初にがんと診断を受けた時にソーシャルワーカーのところに来てくれたらと思わずにいられなかった。もし最初に相談されていたら仕事を退職しないですむ方法を一緒に考えることができたかもしれない。また両親とともに暮らしているが，両親を心配させまいと彼女は詳しいことは話しておらず，1人で治療のこと，将来のことなどを悩んでいた。ソーシャルワーカーはAさんが最初に相談に来た時から，再就職をともに考え，就職試験の時はどのように病気のことを伝えるか，主治医の意見や今までの例を参考に，具体的なことについて相談に乗り，無事，Aさんは再就職を果たすことができた。Aさんはソーシャルワーカーのアドバイスもあり，採用面接で通院が必要なことを職場に話し，通院の許可を得ていため，入職してすぐでも気兼ねすることなく定期的に外来受診ができている。

　以上のことから，がんの患者さんが診断を受けたその時に，ソーシャル

ワーカーに出会い，その後の闘病生活の生活面や経済面，社会面を相談することが患者に取ってどれほど有益か計りしれない。

2 ● 産業医との連携

　高橋都班の産業医のアンケートの結果を見ると主治医との連携は大切だが，直接連絡を取ると答えた産業医は少ない。ある産業医は「主治医からの診断書は要点しか書かれていない。がん種はさまざまなので病状はもちろん教えてほしいがその患者の勤労意欲や経済状態，家族のことなど社会心理的な面の報告がほしい。ソーシャルワーカーからの意見書がもらえるとわかりやすい」と述べている。総合病院のソーシャルワーカーは，必要に応じて職種を繋ぐ役割もするが，同じ病院内の医師同士でも連絡がうまく取り合えない状況が多いことを考えると，主治医と産業医の直接の連絡は困難が予想される。しかし職場復帰を考える時，産業医の役割は非常に大きい。ソーシャルワーカーが間に入って患者の社会心理的な面の報告書を記したり，患者の前で直接産業医(産業医療部署)に連絡を取ることは患者にとってメリットになるであろう。

3 ● 今後の課題

　がんと診断されたら，医師・看護師は検査の場所を説明すると同時にソーシャルワーカーを紹介してほしい。ソーシャルワーカーは主治医の説明の理解度，社会心理面のこと経済面などインテークを行い，心配のない患者にはその回で面談を終了(医療以外のことを相談する場があることをわかってもらうだけでいい)するが，他の患者さんには継続して面談ができるようセッティングをする。転医する時には，医師の紹介状と同じようにソーシャルワーカーの報告書も患者に渡し，継続的に相談ができることを患者に伝えることが望ましい。このようなサポートを実践するには，医師をはじめとした医療者ががんサバイバーへの理解を深めることと，その支援を担うソーシャルワーカーが適切に支援が行えるよう研鑽を積むことが必要である。

〔神田美佳〕

文献

1) 高橋 都,他:働くがん患者と家族に向けた包括的就業支援システムの構築に関する研究.厚生労働省,2011-2013

5 理学療法士

A 一般的な理学療法士の役割

　理学療法士は，患者の生活の質の向上と種々の障害の予防・改善を図るリハビリテーション専門職種の1つである。主に，運動機能の回復を図る役割を担い，麻痺や疼痛などの身体的な障害に加え，寝返る，起き上がる，座る，立ち上がる，歩くなどの基本動作能力の予防や改善に務める。たとえ病気になっても，このような基本動作は，他の人の手をできるだけ借りず自分で行いたいと思うことは人として自然なことであり，理学療法士は患者自身が望んだ家や街で自分らしく暮らしたいという思いを大切にしている。

B 理学療法士に対するがんに関する教育システム

　前述のような理学療法士の役割を考えると，理学療法士の仕事というのは，生活の質や病気や治療などにより生じた障害を重視するがんサバイバーシップの理念に一致していることがよくわかる。しかし，本邦では実際にはがんのサバイバーに関わっていると考える理学療法士は極めて少ない。これは，最近までがんという病気が理学療法の対象疾患として明確に定義されておらず，理学療法士に対してがん患者が抱える疾患や有害事象に対する教育が行われていなかったことが大きく影響していると考えられる。

　理学療法士を対象としたがんに関する体系的な教育としては，2007年より厚労省委託事業として「がんのリハビリテーション研修会」が開始され，2010年度にはこの研修会ががん患者に対するリハビリテーションの診療報酬を算定するうえでの研修会として認定された。その他にも，日本理学療法協会などでもがんに関連した各種の研修会が行われるようになってきている[1]。

表 3-6　米国理学療法士協会における「がんサバイバーのための理学療法」教育の目標

a. がんサバイバーシップの歴史を述べる。
b. がんサバイバーシップにおける理学療法の役割を述べる。
c. がんサバイバーシップ・ケアプランにおけるゴールと内容を説明する。
d. 自分の現在の業務の中でがんサバイバー達を認識する。
e. がんサバイバーの最も一般的な筋骨格および機能的な問題を認識する。
f. がんサバイバーの治療へのさらなる知識を得るために必要となるリソース（物，人，方法）を認識する。

〔米国理学療法士協会：がんサバイバーのための理学療法より和訳して転載〕

　しかし，がんのリハビリテーションに関する歴史はまだ浅く，研修会の数も1回の研修会の受講生も少ないため，平成25年6月現在，日本理学療法士協会会員数は8万5,000人に及ぶが，がんのリハビリテーションに関する各種の研修を受講している理学療法士は数％程度しかいない。

　米国では，米国理学療法士協会により「がんサバイバーのための理学療法」教育が表3-6のような目標で行われている[2]。この教育システムはインターネットを利用した教育システムであり，米国の理学療法士は，都合の良い時間にインターネットに接続されているパソコンがあればどこからでもこの教育を受けることができる。そのため，日本よりも「がんサバイバーのための理学療法」は普及していると考えられる。

　日本では，平成25年度から各都道府県で診療報酬の算定に必要な「がんのリハビリテーション」の研修会を開催することが可能となり，その開催を手助けする企画者向けの研修会も無料で行われるようになった。この研修会の受講だけですぐに問題が解決するわけではないが，このような研修会を通しがんサバイバーへの関心が高まり，今後がんサバイバーに対する理学療法が普及していくことを切に願っている。

C　がんサバイバーに対する理学療法のあり方（図3-6）

　がんサバイバーに特徴的に起こりやすい理学療法上の対象とその関わり方について具体的に述べてみたい。

1　身体機能の改善

　脳や脊髄転移などによる麻痺は，薬物による改善はあまり期待できず，運

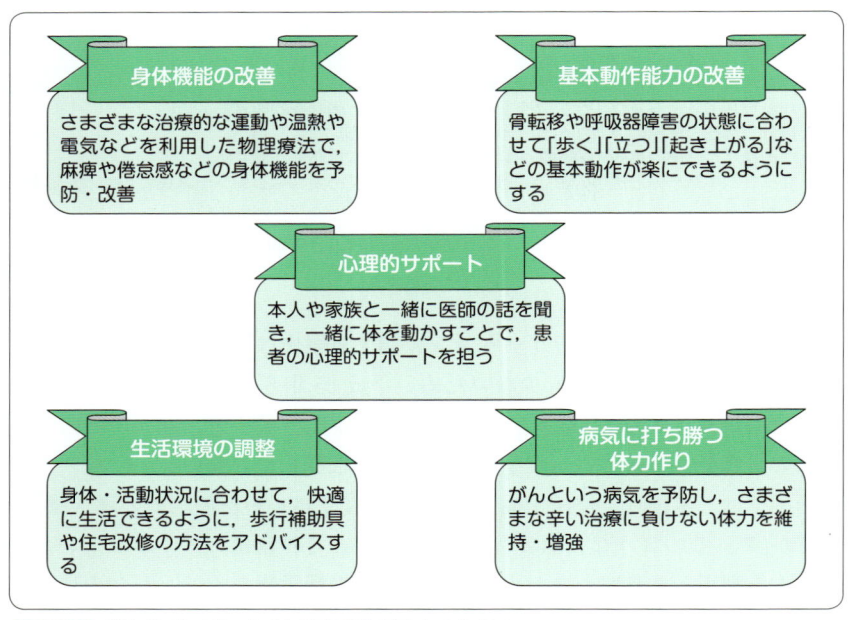

```
┌─────────────────────────────────────────────────────────────┐
│   ╔══身体機能の改善══╗              ╔══基本動作能力の改善══╗   │
│   さまざまな治療的な運動や温熱や     骨転移や呼吸器障害の状態に合わ  │
│   電気などを利用した物理療法で，     せて「歩く」「立つ」「起き上がる」な │
│   麻痺や倦怠感などの身体機能を予     どの基本動作が楽にできるように  │
│   防・改善                          する                      │
│                                                              │
│              ╔══心理的サポート══╗                             │
│              本人や家族と一緒に医師の話を聞                    │
│              き，一緒に体を動かすことで，患                    │
│              者の心理的サポートを担う                          │
│                                                              │
│   ╔══生活環境の調整══╗              ╔══病気に打ち勝つ══╗      │
│                                      ╚══体力作り══╝           │
│   身体・活動状況に合わせて，快適     がんという病気を予防し，さまざ │
│   に生活できるように，歩行補助具     まな辛い治療に負けない体力を維  │
│   や住宅改修の方法をアドバイスす     持・増強                    │
│   る                                                          │
└─────────────────────────────────────────────────────────────┘
```

図 3-6 がんサバイバーに対する理学療法士のあり方

動療法が重要となる．運動を行いやすい筋緊張や姿勢を整えたうえで，その麻痺の程度に応じた課題を設定し，繰り返し運動を行うことが重要であり，理学療法士は個別に運動療法の計画を立案する．

　肺がんや肺転移，胸腹部の術後では呼吸器合併症が生じやすい．臥床を余儀なくされる時期では，体位を変えたり，呼吸を徒手的に補助して呼吸と排痰を促し，咳嗽やインセンティブ・スパイロメトリーなどを利用した呼吸運動などを通し，肺炎などの呼吸器合併症を予防・改善する．

　がん性疼痛に対しては，薬物療法を行うことが基本であるが，薬物療法によって安静時痛がとれても，倦怠感が患者を苦しめることが多い．理学療法士は徒手で患者の手足を動かし，体位を変えることで，倦怠感の改善に務める．

　乳がんや婦人科がんなどでは，リンパ浮腫が生じることがある．リンパ浮腫に対しては，①弾性着衣や多層包帯法による圧迫，②体重管理と圧迫下で

の四肢の運動，③用手的リンパドレナージ，④スキンケア，⑤患肢の挙上を含めた日常生活指導による複合的治療が重要である．

2 基本動作能力の改善

骨転移が生じると，体を動かすことで痛みが出るばかりではなく，体を動かすことで骨折を起こすことがある．骨折が起こりやすいからと安静を強いるのは簡単であるが，それでは患者が満足できるはずがない．セラピストは，画像と運動などの各種のストレスに対する疼痛評価によって，どのような運動方向に対して，どの程度まで動かしても大丈夫かを判断し，そのうえで痛みが出にくい適切な体の動かし方を指導，練習していく．骨転移に限らず，呼吸機能が低下している時なども，体の動かし方を変えるだけで劇的に楽に体を動かせるような患者は少なくない．

3 生活環境の調整

杖や歩行器などの歩行補助具や車いすなどはさまざまな種類がある．理学療法士は，その人の身体・活動能力によって選択したり，その人に合わせた仕様を考え作成を依頼する．家の手すりの種類や高さ，トイレや浴室などの家屋改修は，現時点での使いやすさだけではなく，その人の身体・活動能力の変化を予想して行うことが望ましく，身体・活動能力を詳細に評価できる理学・作業療法士は適切なアドバイスを行うことができる．

4 病気に打ち勝つ体力づくり

がんの治療に用いられる手術療法や化学療法などでは，肺炎をはじめとしたさまざまな有害事象を引き起こすので，がんという病気に対する治療をしっかりと受けるためには体力は必須である．負荷をかけた筋力トレーニングやトレッドミルやエルゴメータを利用した有酸素運動，腹式呼吸や呼吸運動などは体力をつけるだけではない．大腸がんをはじめとする各種のがんの予防にほぼ確実に寄与することが知られている[3]．

5 心理的サポート

理学療法士という職種は，がんという疾患の治療そのものに関わる職種で

はない．しかし，だからこそがんの患者や家族と一緒に医師の話を聞くことでがんと闘っている患者や家族により沿い，患者と一緒に体を動かすことで，気持ちを和らげたり落ち着きを取り戻すような心理的サポートが可能である．患者は，手術や薬などでは受け身になりがちだが，努力して手足を動かしたり体を動かすことで，受け身の心構えから脱却し，がんサバイバーとしての生き方を実感する人もいる．

（高倉保幸）

文献

1) がんのリハビリテーショングランドデザイン作成ワーキンググループ（編）：がんのリハビリテーションの人材育成．がんのリハビリテーショングランドデザイン．pp51-72，金原出版，2013
2) 米国理学療法士協会：がんサバイバーのための理学療法．http://www.apta.org/Courses/Webinar/2013/4/18/CancerSurvivorship/
3) Pham, et al：Physical activity and colorectal cancer risk：an evaluation based on a systematic review of epidemiologic evidence among the japanese population. Jpn J Clin Oncol 42：2-13, 2012

6 作業療法士

　がんサバイバーは，がんによる症状や治療によって身体・精神・社会・スピリチュアリティの側面でさまざまな課題を抱えることが多い。そのため，がんサバイバーが日々の生活の営みが遂行できるよう支援するとともに，自己効力感を取り戻し，能動的なコーピング・スキルを高めていけるよう支援することが重要である。その時々の病態や病期に応じた課題に，がんサバイバーが対応できるよう個々のライフスタイルに合わせて支援を行っていくことが作業療法士にも求められている。

A 作業療法士の専門性（作業療法士は何を支援できるのか）

　作業療法士は，日常生活におけるさまざまな作業活動，すなわち食事・排泄などの日常生活動作（actives of daily living：ADL）や家事・仕事などの生活関連動作（instrumental ADL：IADL），余暇活動や地域活動，休息・睡眠までを含めたさまざまな活動の遂行を支援する専門性をもつ。

　人が普段何気なく行っているさまざまな作業活動には，その作業の過程や結果に意味や特性が伴っている。例えば，トイレでの排泄が困難となりオムツなどの装着を余儀なくされると自尊心を大きく傷つけられることが多い。また，家事や子育て，仕事などは社会的役割として重要な作業活動であり，それが困難となることが将来への不安や生きる意味の喪失などにも繋がることもある。このように普段何気なく行っているさまざまな作業活動の遂行が，私たちの自己効力感，コントロール感を支持し，生きる意味や希望を支えていると言える。

　がんそのものや治療などの影響によって，生活における作業活動に制限を受けるがんサバイバーに対して，作業療法士の役割はその遂行と生活の再建

を支援することにある。

B　作業療法士が関わるべき時期と場所

　作業療法士が支援を行うべき時期は，①診断から治療までの時期，②治療を行う時期，③治療が終了し経過を観察する時期があり，再発や転移などを認めた場合には，④再発や転移に対する治療を行う時期（進行期），⑤終末期がある。病期・個人によって生活する場は自宅や医療機関のみならず高齢者施設なども含まる。そのため，入院（入所），外来での通院，在宅医療などを通じた医療やケア，リハビリテーションの提供が重要になる。また，近年は高齢化などによって精神科病院でも入院患者ががんを患うことも増えており，子どもの教育機関や施設などでも，子ども本人またはその家族ががんサバイバーであることも増えている。作業療法士にはそれぞれの病期・生活の場に合わせて，がんサバイバーを支援することが求められる。

C　病期別にみた作業療法士の役割

　作業療法士は，個々の患者・家族のライフスタイルを踏まえたうえで，それぞれの病期に合わせた課題に対して役割を担っていくことが求められている。

1　診断から治療までの時期

　がんサバイバーの苦痛は，検査結果を待つ診断前からすでに生じている。自分の命はどうなってしまうのか，仕事や家のことといった今後の生活はどうなってしまうのかといった不安を抱えながら告知を受け治療に向き合うことになる。

　作業療法士は乳がんや頭頸部がん，脳腫瘍，骨軟部腫瘍などの手術の治療前に関わることが多い。治療後に予測される後遺症とその対応を事前に説明し，リハビリテーションの予定や内容，生活に与える影響などを具体的に説明することによって患者の治療に対する不安を軽減することができる。また，予測される後遺症の軽減を目的に術前からリハビリテーションを開始することによって，治療後の合併症の予防や後遺症の軽減を図る。

2. 治療を行う時期

　がん治療はさまざまな後遺症を引き起こす。そのため，作業療法士は後遺症の軽減を図るとともに，後遺症や有害事象に対応しつつ生活を取り戻していくことができるよう ADL・IADL の支援を行う。

　頸部リンパ節郭清術後や乳がん術後には上肢機能障害を呈するため，特に作業療法士が関わることが多くなる。作業療法士は麻痺の改善や筋力の強化，関節可動域の改善を図るため機能訓練を指導するとともに，上肢の挙上のしにくさを補うための動作の工夫などを利き手・非利き手に合わせて指導する。

　また，骨軟部腫瘍では，四肢の切断によって機能の喪失をきたすことがある。上肢を切断した場合に作業療法の対象となることが多いが，その場合には片手で食事や更衣をしたり，家事や仕事，就学ができるようサバイバーの生活再建を支援する。

　手術以外に化学療法や放射線治療によっても末梢神経障害や浮腫などの有害事象・後遺症を呈し，上肢操作や手指の巧緻動作などに制限をきたすことがある。有害事象による末梢神経障害や浮腫は時期がくると改善することが多いが，抗がん剤の長期投与によって永続的に続く場合もある。作業療法士は，改善するまでの間，手指巧緻性を補うために自助具を適応したり，ADL・IADL が自立できるよう動作指導を行う。また，浮腫（リンパ浮腫や治療に伴う浮腫）に対しては複合的治療によって浮腫の維持・軽減を図り，生活における具体的な対策や動作の工夫などを支援する。

3. 治療が終了し経過を観察する時期

　がん治療が終了すると，定期的な診察・検査などをしながら一定期間経過を観察することになる。この時期になると，多くのがんサバイバーは普段の生活パターンに戻り，治療前のような家事や仕事など社会的な役割を担うことも多くなるが，がん治療による晩期の有害事象や後遺症を抱えながらの生活を余儀なくされる。作業療法士は，有害事象や後遺症がある中でも自立性や活動範囲が維持・改善できるよう支援する。近年，ケモブレインも課題とされ研究が進められており，記憶力や注意力，判断処理能力などが低下し，仕事や家事など制限を感じるがんサバイバーがいることも報告されている。

その場合，行動療法的なアプローチとして一時的な認知機能障害を補うための生活の工夫が重要であり，認知機能障害に対応できる作業療法士がより積極的にがんサバイバーの生活支援，就労・就学支援に携わっていくことが求められる。

a) がんサバイバーの就労支援

がんサバイバーの就労はわが国でも特に重要とされる課題である。2012年に行われた調査によると，がんサバイバーの離職率は23.7％であり，その形態として約半数が依願退職であることが報告されている[1]。多くのがんサバイバーが治療やそれに伴う有害事象・後遺症から自分自身で復職が困難であると判断し，早々に退職してしまうことも多い現実がある。

また，同調査では，がんサバイバーが診断後の就労ついて対応に困ったこととして，「治療スタッフには相談しにくい」「副作用の説明が不十分」といった医療側の制度・対応の問題や「体力・気力の低下から，継続就労への自信を失う」「復帰後はしっかり仕事をしたいと思いながら，疲れは禁物という気持ちもあり葛藤している」などのサバイバー自身の心理面への影響も挙げられており，リハビリテーションにおいても治療中とその前後の時期には，がんサバイバーにリハビリテーションに関する正しい情報や後遺症が生活に与えるだろう影響とその期間を伝えるなど，がんサバイバーが不必要に過剰な不安を抱くことを避けることができるよう復職するまでの見通しに関する情報も提供することが必要である。また，外来での治療中や経過観察中においても，後遺症や晩期の有害事象などによって生活や仕事に制限をきたす場合には，個々の課題に応じた対策・工夫をがんサバイバーとともに検討し取り組んでいく。しかし，現在がん患者リハビリテーション料の算定要件は入院に限られており，今後は適切なリハビリテーションを受けることができる制度改革や医療機関の体制整備を含めた対応が求められる。

4 ● 再発や転移に対する治療を行う時期（進行期）

この時期の課題としては，①抗がん剤や放射線治療などの治療の再開によって生じるもの，②病態の進行に伴って生じるものとがある。これらの要因によって，患者は再びADL・IADLに支障をきたす。

前者に対しては，症状緩和やADL・IADLの維持・改善を目的とした支

援を再び行うことになる．後者の中で作業療法の適応として多いものは，骨転移や脳転移，悪液質などに伴う廃用性症候群などが挙げられる．この時期の作業療法で求められることは，治療に伴う有害事象のように時間的経過とともに改善が得られる要因と，病態の進行による症状・後遺症のように改善が困難な要因を判断し，機能・能力の維持・改善を図るとともによりよい生活をより長く営むことができるよう支援することである．

　骨転移をきたした場合には，作業療法士は放射線治療などの治療と並行して，装具療法とともに病的骨折や痛みを防ぐための動作指導を実施する．脊椎転移や脳転移などによって麻痺を呈した場合には，麻痺に応じた車椅子を選定したり，スライディングシートなどの福祉用具を選定し，麻痺がある中にあっても離床して食事や整容などのADLを遂行したり，家族と外出したり散歩などの気分転換に出掛けたりと，個々のサバイバーが暮らす生活の場において残存能力を最大限活かし，よりQOLの高い生活を営めるよう支援する．

5 ● 終末期

　終末期はがんの進行とともにあらゆる苦痛症状を併せもつことが多くなる．苦痛症状は，患者のADL・IADLを制限するとともに，生活にさまざまな喪失を招く．そのため，これらの症状の緩和を図るケアが必要であると同時にさまざまな制限がある中で自分の生活を取り戻すための援助，すなわち最期まで生きるための援助が必要となる．

　余命が月単位残されている場合には，ADLの改善が期待できる場合もある．特に病態の進行ではない二次的要因（長期臥床などの廃用症候群など）による機能低下・ADL能力の低下がある場合などは，終末期であっても改善できる可能性があり，見落とさずその改善を図ることが患者のQOL向上にも有益となる．しかし，余命が週単位以降となると終末期症状も徐々に増加しADL低下が避けられなくなる．この時期には，ストレッチやポジショニングなどを通して症状緩和を図るとともに，ADLの低下によって招きやすい褥瘡などの廃用性症候群の予防を図る．また，最期まで生活における自律性や家族などとの関係性が維持できるよう作業活動の遂行や安楽に過ごせる環境整備などを支援する．この時期の自宅に帰りたいという希望を叶えるた

めの在宅復帰支援(外泊・外出支援を含む)においても動作，環境調整などの面から作業療法士は重要な役割を担う．

　終末期の時期に患者自身がどのように過ごすことができるか，家族がどのようにケアに参加できるかは，患者のQOLだけでなく，家族のグリーフワークにも大きな影響を与える．そのため，最期までサバイバーの生活の中にあるさまざまな作業活動を支援する意義は家族ケアの視点でも重要な意義をもつ．

D 今後のリハビリテーション(作業療法士)に期待されること

　これまでリハビリテーションにおいては，「がん」をその対象として考えてこなかった．しかし，わが国ではすでに「2人に1人ががんになる時代」を迎えている．そのような中で，病期を問わずがんサバイバーがどの地域，療養場所を選択しても必要な時に適切なリハビリテーション(作業療法)を提供できるよう作業療法士自身が担うべき役割を理解するとともに，医療従事者に広く作業療法士の役割が理解され，ともに取り組まれるよう努めていかなくてはならない．

（島﨑寛将）

文献

1) 働くがん患者と家族に向けた　包括的就業支援システムの構築に関する研究班：治療と就労の両立に関するアンケート調査．2012
2) 島﨑寛将, 他(編著)：緩和ケアが主体となる時期のがんのリハビリテーション．中山書店，2013
3) 勝俣範之(監訳)：がんサバイバー─医学・心理・社会的アプローチでがん治療を結いなおす．医学書院，2012
4) 辻　哲也(編)：がんのリハビリテーションマニュアル─周術期から緩和ケアまで．医学書院，2011
5) CRSプロジェクト(編)：がんと一緒に働こう！　─必携CSRハンドブック．合同出版，2010

4編

患者，家族とともに発展するサバイバーシップ

1 患者として

患者として(その1)

A サバイバーシップとの出会い

　初めて「がんサバイバーシップ」という言葉に出会ったのは2004年のこと。治療中に読んだ書籍だった[1～3]。

　仲間とともに患者団体を立ち上げた時や，海外患者支援団体のマニュフェスト，特にNCCS(national cancer of coalition survivorship)のミッションやゴールを翻訳した時には，感動で身体が震えたことを思い出す。生きる飢餓状態に陥っていた私たちは，サバイバーシップから生きる力を，病気を乗り越える勇気を分けてもらった。この思想を日本でも，もっともっと広めたいと強く思った。

B 患者・家族にとってのサバイバーシップ

　サバイバーシップは，米国の医師でもあり，がん経験者でもあるF. Mullanが1985年に，医学誌へ寄稿したことに始まる[1]。この考え方を受け継いだ前述のNCCSが1986年に団体のミッションとしてがんサバイバーシップを打ち出し，広めていった。

　当時の米国では，「がん＝死」，「がん経験者は犠牲者である」という見方が主流で，がん患者や家族は社会的な偏見にされていた。

　こうした背景の中から，QOLの確保や家族を含めた地域支援，偏見のない社会，がん研究の普及などを目的に，「サバイバーシップ」は生まれた。当事者である「患者の声」は，共感の源となり，社会を動かす原動力に至った。

「サバイバー」の定義(期間や対象者)についても今日では多様化している。しかし、前述のNCCSでは、「家族、友人、ケアにあたる人々なども、がんの影響を受けるので、サバイバーに含まれるべきである」としている。がんは患者本人のみならず、家族や職場など、周囲に大きな影響を及ぼす。治療をともに考え、心を費やす家族やケアギバーにとって、この原点となるサバイバーの定義は、時として大きな支えになる。

C 病院内，学会，社会におけるサバイバーシップ

米国のがんセンターの情報センターでは数多くのサバイバーシップに関する冊子やプログラムが提供されている(図4-1)。また、AACR(American Association for Cancer Research)やASCO(American Society of Clinical Oncology)では、調査や研究への積極的な患者教育や患者参加を推し進めている(図4-2, 3)。2011年にはASCOから「Cancer Survivorship」という冊子が発行され、治療に伴う心や身体の変化や、性生活、周囲とのコミュケーション、働き方、病歴の管理や後遺症、食生活やフィットネスなど、主たる治療が終わった後の中長期的なフォローアップのあり方までが整理されている。

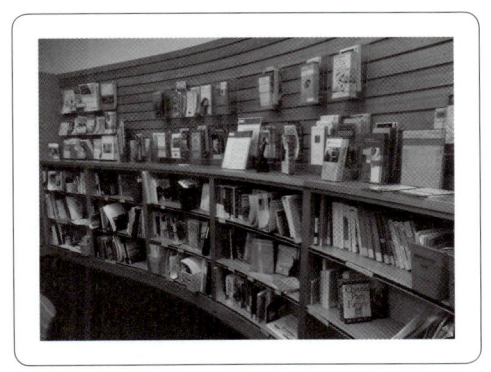

図4-1 ダナファーヴァーがん研究所
小児がん経験者を含め、米国のがんセンターでは、多くのサバイバーシップ情報やフィットネスなどのプログラムが提供されている。

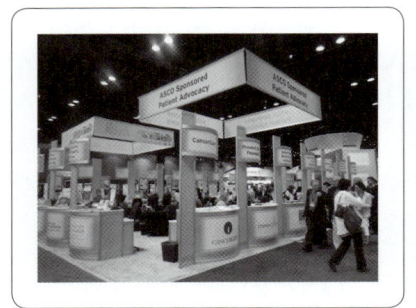

図 4-2 ASCO の定例会議

患者団体のブースが前面に設置され，臨床試験や団体の活動報告が医療者側にも提供されている（2012）。

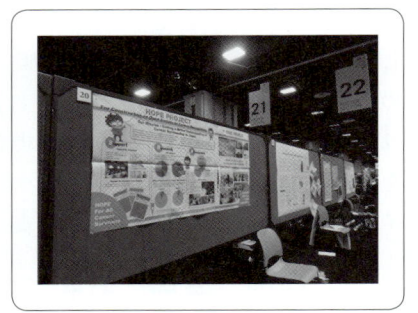

図 4-3 AACR による「サイエンティスト⇔サバイバープログラム」(SSP)ポスターセッションの様子

SSP では医療者と患者が一緒になって体験を共有する場が提供されている（2013 年定例会議）。

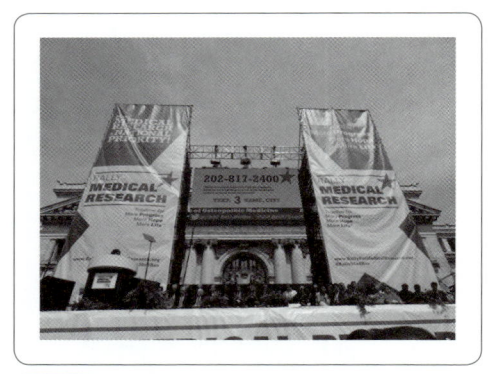

図 4-4 ラリー・フォー・メディカルリサーチ 2013 の様子（ワシントン DC）

研究予算の獲得や必要性を患者とともに社会へ発信するビッグイベント。

　2013 年の AACR では，がん研究費の予算削減の窮状を社会に訴えるべく，The Rally for Medical Research というイベントが定例会議と同時に開催され，患者，家族，医療者が一丸となった社会発信を行っている（図 4-4）。これらの目的は「患者・家族とともに，がん医療の質の向上」である。

成立から約30年が経過した米国では，学会や社会，そして，政策の領域に至るまでサバイバーシップが広く浸透している。

D サバイバーシップの未来

「近未来，私はこの世からいなくなる」。今から8年前，筆者はひとりの仲間の治療〜死，葬儀までの時間を共有した。「働き続けたい」という彼女の希望を，医療者，友人，家族，職場の皆が懸命に支えた。「止めろ，休め」ではなく，彼女の希望を実現するために，それぞれができることをした。息を引き取った後，「よく生きた」と口々に語った。

生を全うすることは年齢に関係なく，容易なことではない。がんへの受け止め方もそれぞれ違う。しかしながら，人生に対する肯定感をより多くの患者，家族が共有できるよう，日本でのサバイバーシップ拡大，浸透を願わずにいられない。

平成24年に見直しがされた「がん対策推進基本計画」では，新しい目標の1つとして「がんになっても安心して暮らせる社会の構築」という言葉が加わった。日本版サバイバーシップの始まりでもあるこの言葉を，どれだけ社会で実現化していくかは，私たちに課せられた役目である。

（桜井なおみ）

文献

1) Mullan F：Seasons of survival：reflections of a physician with cancer. N Engl J Med 313：270-273, 1985
2) Institute of Medicine and National Research Council of The National Academies：From Cancer Patient to Cancer Survivor. The National Academies, Washington, DC, 2005
3) Institute of Medicine and National Research Council of The National Academies：Childhood Cancer Survivorship The National Academies. DC, 2003
4) NCCS：Facing Forward Life After Cancer Treatment. 2006
5) ASCO（American Society of Clinical Oncology）：Cancer Survivorship. VA, 2011

患者として（その2）

A 「がんサバイバー」となって四半世紀

　精巣に腫瘍が見つかり摘出手術を受けたのは1986年，26歳の時だった。抗がん剤「シスプラチン」でがんを叩きのめせたが，思わぬ障害が忘れた頃にやってきた。聴力の低下と腎臓障害（ネフローゼ症候群）である。化学療法や放射線治療による，遅れて現れる副作用は「晩期障害」と呼ばれる。胃や肺の一部，肛門などを治療で失った患者は，がんになる前に比べ生活の質（QOL）が大きく低下する。今や，"がんを治す"だけでは不十分で，"がんになる前のQOLを取り戻す"ことが医療のミッションとなりつつある。「がんサバイバー」という考え方も変化し，"がんから生還した人"という狭い意味ではなく，がんになったその瞬間からがんが治った後のフォローアップまでを含めた"闘病者の一生"を表すようになった。ちなみに，筆者の「がんサバイバー」歴は，四半世紀をとうに超えた。

B 男性ホルモンがゼロに……

　2013年6月，残された精巣にも腫瘍が見つかり，その日のうちに摘出手術を受けた。この日を境に，男性ホルモン（テストステロン）の分泌は，ほぼゼロになってしまった。男性ホルモンを産出する精巣を2つとも失ったのだから仕方ない。"ゼロ"がもたらす体への影響も十分理解していたつもりだった。

　ところが手術後一気に，20～30歳も年をとってしまった自分に気づき，大いに慌てた。体全体が重く感じ，午前中からひどい疲れを感じた。筋肉がみるみる痩せ細り，両手指がこわばって力も入らなくなっていた。お箸すら落としてしまうありさまだった。下腹部には脂肪がたまり，体型も丸みを帯びていった。

　仕事に復帰すると，さらに大きな失望を経験した。記者という仕事は，人に会って話を聞くことが基本。退院後に行ったインタビューでは，のっけから青ざめることになった。目の前でインタビューしている人の名前をすっかり忘れてしまっていたのだ。同様なことがその後も相次いだ。

インタビュー中に，もうひとつ困ったことが現れた。間欠泉のように，一定時間ごとに汗が吹き出すのだ。「ホットフラッシュ」である。胸からじっとりと汗が染み出たかと思うと，上半身から汗が一斉に噴出する。真冬でもそうだ。汗の量も並大抵ではないので，冬場でも厚手のハンドタオルが欠かせなくなった。さらに「冷え症」にもなってしまった。寒さに強いことが自慢だったが，夏でも寒くてふるえることがある。

　すべて，男性ホルモンを失ったことに起因することは明白だったが，これほど辛く深刻であるとは想像すらできなかった。

C 「がんサバイバー」に救われる

　どうしたらよいか途方に暮れていた時，乳がんなどでホルモン療法を経験した「がんサバイバー」らから，貴重なアドバイスをいただいた。冬でも，扇子とタオル地のハンカチ数枚を持ち歩く。通気性のいい下着を着る。着脱が容易な服装をするなどだ。仕事にも追われてうっ屈した私の心も，ある乳がんサバイバーの「どうしても辛かったら，会社なんか休んじまいなさい！」という一言で，解放された。

　順調に見えた私の闘病だが，術後5か月ほど経って忌わしい事件が起こる。駅のプラットホームから線路に飛び込もうとしたらしいのである。「らしいのである」と書いたのは，本人はその時のことを全く覚えていないからだ。駅員から事の顛末を聞き仰天した。その頃「ホットフラッシュ」などの身体症状には慣れてきたが，精神症状は悪化していた。悪夢を見て夜中に起きてしまう「中途覚醒」が毎晩のように続き，不眠が深刻化していた。気分も落ち込み，些細なことで涙がこぼれるなど，"それまでの自分とは全く違う自分"になっていた。「うつ」だった。これが，自殺未遂へと繋がったわけだ。

　しかし1か月ほどで，こうした状態から抜け出すことができた。医師である友人が「睡眠導入剤」と「抗うつ薬」とをすぐに処方してくれ，覿面に効いたことが大きい（この医師も，私の心に寄り添ってアドバイスしてくれる「がんサバイバー」なのだ）。妻や2人の子どもたちも「うつ」について積極的に学び，よく理解してくれた。泣きたい時には，家の中なら遠慮なく大声で泣くことができた。子どもを怒鳴り散らすこともあったが，それは病気のせいであると優しく応えてくれた。「うつ」という長いトンネルからいち早く抜け出

せたのも家族の支えがあってのことであり，家族もまた「がんサバイバー」なのだとしみじみと感じた。

　「がんサバイバー」とは，このように患者のみを指す言葉ではない。がん患者と呼べば，たった1人の存在でしかないが，「がんサバイバー」という括りにすると，配偶者をはじめとした家族，そして友人，医療スタッフなどを含む広い概念となる。患者とともに，同じ土俵に立って闘病してくれる仲間すべてが「がんサバイバー」となるのだ。

D　パートナーにも支えられ

　最初に精巣を摘出した当時も，男性ホルモンが急激に減少して，さまざまな症状が出ていた。青春真只中の20代の私にとって一番辛かったのは，ED（勃起不全）になってしまったことだ。性欲の減退も著しく，男であることに自信をもてなくなっていた。この先結婚できるのか，結婚できたとしても性生活をうまく送れるのか，子どもを作れるのか……。不安で一杯となり，パートナーの理解と協力とが何よりも必要だと感じた。

　妻には，精巣腫瘍やEDなどについてできる限り正確に伝え，性生活では十分満足させられないかもしれないことをきちんと話して，プロポーズした。精巣腫瘍患者の約8割が20〜30代に集中していることを知った妻は，若い時に死と向き合わなければならない過酷さを自分のことのように考えてくれた。そしてすべてを受け入れ，結婚に応じてくれた。その時から，妻も「がんサバイバー」として一緒に闘い続けていてくれる。子ども2人を授かった後には，再びがんとなり精巣を2つとも失う場合を想定し，子どもを作れない体になったらどうするかについて，議論を尽くした。

　精巣腫瘍は患者数が少ない「希少がん」であるため，インターネットを含め，病気や治療法などの医療情報は，かなり限られている。さらに性に関するがんということで，相談相手を見つけるのも難しい。こういう時こそ，同じ苦しみを味わった「がんサバイバー」の出番だと，仲間と患者会を立ち上げた（「精巣腫瘍患者友の会」http://j-tag.jp/）。日本では初めての精巣腫瘍の患者会となった。

E 「がんになってよかった」

　男性ホルモンの重要性も強調しておきたい．筋肉や骨を作ったり，性機能を維持したりする他，記憶力の低下や無気力，うつなどにも関わっている．男性ホルモンが少ないと，心臓病，糖尿病，メタボリックシンドロームにもなりやすいという研究もある[1]．治療は，男性ホルモン補充がメインだ．欧米では，内服薬や軟膏，ゲル，注射など，治療法の選択肢が多い．本邦では，公的医療保険が適用されるのは筋肉注射のみで，自己注射も認められていない．国内での女性向けホルモン治療に比べても男性向け治療が貧相に見えるのは筆者だけだろうか？　今後のがんサバイバーのためにも，治療法の選択肢が増えるように，改めて国にお願いしたい．

　がんサバイバーが集まると，「がんになってよかった」という声がよく聞かれる．確かに，がんサバイバー仲間から"生涯の友"を得たり，がんを契機に前向きな人生を送りはじめたりする人は枚挙にいとまがない．引っ込み思案だったのが，がん啓発活動に参加することで積極的になったうえに，自分の発言や行動で多くの人の心を動かせるという喜びを体験することも少なくない．これらはすべて「がんサバイバー」に贈られる「キャンサーギフト」なのである．

（小嶋修一）

文献

1) Dhindas S, et al：Testosterone concentrations in diabetic and nondiabetic obese men. Diabetes Care 33：1186-1192, 2010

2 患者会として

A 自団体での経験から

　筆者が理事長を務める一般社団法人グループ・ネクサス・ジャパンは，悪性リンパ腫の患者や家族に適切な医療情報と，交流や情報交換の場を提供することを目的とする患者会して，2001年に任意団体グループ・ネクサスとして設立された。「設立」といっても，何か議事進行のある「会議」があったわけではない。「同じ患者や家族がとにかく集まり，とにかく話をしたい」という一念から，東京都渋谷区の狭い会議室に100名を超える患者や家族が集まったのがいわば「設立総会」である。同じ経験や悩みを有する「仲間」（ピア）が一堂に会し，互いに熱心に経験を語り合い，聴きあったこの日の情景はいわゆる「ピアサポート」という言葉を超え，「自分は1人ではない」連帯感や感動があったことを，今でも忘れることができない。

　その後，任意団体グループ・ネクサスはNPO法人化を経て，北海道，千葉，東京，愛知，大阪，広島，福岡，沖縄に支部が設立されるに至り，現在は全国におよそ1,500名の会員がいる。また，当法人活動の拡大と期を同じくして，ここ10年でみた場合，がん医療の進歩やがん対策の進展は大きなものがある。がん医療においては，例えば抗体療法薬や分子標的療法薬などの新規治療薬や治療法の開発，支持療法の進歩により，治療成績やQOLの向上がみられたがん種も多い。がん対策においては，多くのがん患者や医療者の声を受けて2006年にがん対策基本法が成立するとともに，2007年からのがん対策推進基本計画のもとで，全国におよそ400のがん診療連携拠点病院が整備され，「救える命を救う」「がん医療の均てん化」を目指した種々の施策が実施されてきた。

　一方で，当法人による各地での交流の場や相談窓口での患者や家族の声に

関しては，10年を経ても大きく変わることはない。治療や療養に関する不安や悩みもさることながら，「周りにがんのことを話し合える患者や家族がいない」「治療を終えた患者と会いたい」「社会復帰している患者の話を聴きたい」など，「同じ患者や家族がとにかく集まり，とにかく話をしたい」というニーズや声が変わらず多い。「治すことは時々，和らげることはしばしば，慰めることはいつも」（アンブロワーズ・パレ）は，高度化した現代のがん医療においてこそ，求められていると言えるのかもしれない。

B 各地の患者団体と医療機関の連携

　患者や家族による交流や情報交換の場は，「がんサロン」などの名称で患者団体などにより各地域で実施されてきたが（図4-5），患者団体が拠点病院の相談支援センターや緩和ケアチームなどと連携して，医療機関において開催される例も増えている（図4-6）。「ピアサポート」についても，医療機関で「ピアサポーター」による患者や家族のための相談会が開催されたり，患者団体が医療機関や行政と連携して，ピアサポーターのための研修会や研修プログラムを企画する例も増えている。「寄り添って傾聴する」「必要に応じて医療者に連携する」「医療相談はしない」「プライバシーを守る」などの基本的なルールを心得たうえでサポートすることが必要であり，筆者が運営委員長

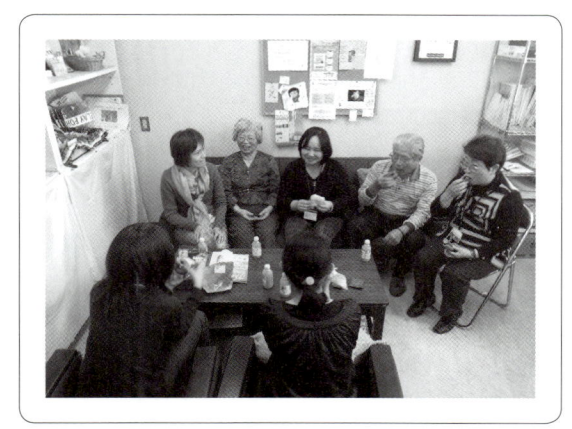

図4-5　地域のがんサロンの例（がんサポートかごしま）

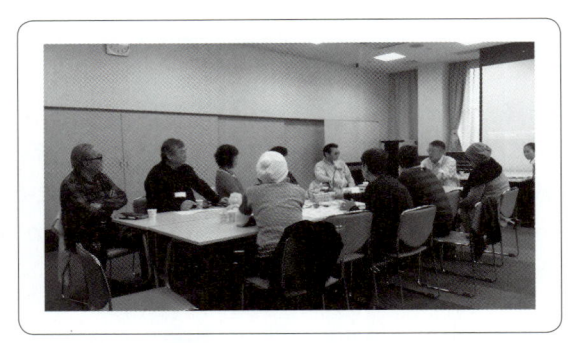

図 4-6　医療機関のがんサロンの例（熊本赤十字病院）

を務める厚生労働省がん総合相談研修プログラムでは，各地のがんサロンやピアサポートの実例やご意見をもとに，テキストやDVDなどによる研修プログラムを策定している。

　がんサロンなどでは，医療者からみると，なぜわざわざそんなことをと思われるような，がんの治療や療養とは直接関係のない「ごくなにげない日常生活のこと」を語り合うことも多い。「あの家からがん患者が出た」と言われたり，家族から「がんであることを地域で知られたくないから話さないで」と言われるような偏見が残る地域もいまだ多い中で，患者は家族に話をすることすらままならずに引っ込みがちとなり，どんどん日常生活との繋がりを失ってしまうこともある。そんな時に，「ごくなにげない日常生活のこと」を語り合えるがんサロンなどの存在が，患者が社会性を失わないための「駆け込み寺」となり得るのである。

C　社会的な痛みの軽減に向けて

　医療者や有識者，患者や家族などから構成される厚生労働省がん対策推進協議会では，2012年にがん対策推進基本計画を改定した。筆者も同協議会会長代理として議論に関わる中で，他の患者委員とともに患者の「社会的な苦痛」の軽減に向けた施策の実施を求め，同計画では「がん死亡率の減少」「療養生活の質の維持向上」に加え，新たに「がんになっても安心して暮らせる社会の構築」が目標となった。サバイバーシップについても議論が行われ，

社会保険労務士と拠点病院の連携などによる就労支援や，小児がん拠点病院の整備などによる小児がん患者の支援も実施されることとなった。

　いわゆる国民皆保険制度と高額療養費制度により，諸外国と比べると日本のがん患者の経済的負担は少ないと考えられるが，それでも長期にわたって継続して治療を行う場合，経済的理由により治療を中断または中止せざるを得ない場合もある。また，がんであることを理由として，本人の意に反して退職せざるを得ない場合もある。患者や家族は身体的，精神的な痛みに加え，社会的な痛みも抱えながら治療とその後の療養生活を送っているが，過重労働とも言われる医療環境の中で主治医やその他の医療者は多忙をきわめ，患者とのコミュニケーションの時間を取り難くなっている。

　そういったがん患者や家族の痛みの軽減には，専門の医療職によるサポートが大きな役割を果たし得るが，患者団体によるサポートも大きな役割を果たすことがある。前述のようながんサロンやピアサポートに加え，がん患者の就労をサポートする患者支援団体もある。また，がん患者の痛みについて広く社会に啓発するという点では，患者支援団体による募金活動や，学校におけるがん教育の取り組みも広がりつつある。こういった患者団体の活動については，拠点病院の相談支援センターが情報をもっている場合も多い。患者や家族が悩みを「1人で抱え込まない」ことも大切だが，医療者も患者や家族の悩みを「抱え込まない」，すなわち必要に応じて，医療資源のひとつとしての患者団体に連携することが必要と考えられる。

〔天野慎介〕

3 患者，家族をサポートするNPOとして

　「公益財団法人がんの子どもを守る会」は1968年に小児がんで子どもを亡くした親によって設立された患者家族会である。患児家族同士のセルフヘルプ機能・ピアカウンセリングの機能を重視した活動（交流会・キャンプなど）を中心に，経済的な支援（療養援助事業），情報提供（講演会・相談会の開催，宿泊施設，冊子類の発行など），子どもの笑顔につながる活動（イベント開催，企業から提供された絵本やプレゼントの寄贈，コンサートの招待など）の他，医療従事者への研究助成などの支援，一般社会への啓発活動などさまざまな側面からの支援事業を展開している。1973年からは，当事者ではない専門家である第三者の支援が重要視され，理事である親たちの要望によりソーシャルワーカーを雇用し，相談事業だけではなく，患者家族とともにさまざまな事業に携わっている。

A 治癒率が向上したからこその新たな課題

　小児がんは身体の深いところのがんであり，不調を訴えることが困難な乳幼児期の発症では早期発見は難しく，転移や再発を伴うことも稀ではない。しかしながら，"不治の病"と言われていた45年前とは異なり，外科的治療，放射線治療，化学療法の3者を併用した強力な集学的治療により，疾患にもよるが約7〜8割の子どもたちが長期生存できるようになっている。一方で，幼い身体に対して強力な治療をすることで晩期合併症（late effects）のリスクが高くなり治療が終了し，がんの治癒が望める状況になったとしても，医療との関わりは長期的に避けることはできない。医療との関わりと一言で言っても，治療後の健康管理，晩期合併症のリスク管理，晩期合併症の治療，残存している腫瘍とともに生きていくことなど，内容は人それぞれであり，オーダーメイドのフォローアップが求められている。

B 長期にわたるサバイバーシップ

　小児がんの子どもは治療後に，5～60年の人生を送ることを想定しなければならない。保育園，幼稚園，小・中・高等学校，大学，就職などの進学就職以外にも，友人関係など周囲との関係，恋愛，結婚，出産など数多くのライフイベントがある。また，晩期合併症が問題になってくるのは治療終了後数十年のこともあり，複合して生活習慣病を早期に発症させるリスクもあるため，長期にわたった経過観察も必要になってくる。これらのことは，ライフイベントに大きく影響を及ぼし，ライフイベントごとに常に小児がんの経験者であることを意識しなければならないことも示唆している。そのため小児がんの子どものサバイバーシップを考える時には，長期にわたることを念頭において，今目の前にある事だけではなく，中長期的なケアや生活の質を考えていかなければならない。

　以上のように，表4-1のような小児がんの特徴からも，長期生存するようになった今だからこその課題，展望があり，新たな取り組みが求められている。

C 小児がんにおけるサバイバーシップの主体者

　治療を受けるのは子どもに対して，年齢に応じて病気の説明や治療内容の説明は行われても，小児がんの好発年齢は乳幼児期であることから，治療の選択をしていくのは基本的には親などの保護責任者になる。当然のことながら，子どもは治療中も治療終了後も成長していく。そのため，成長発達の過程の中で，その時に応じた疾患や病歴を患者である子ども自身が受け容れ，

表4-1　子どものがんの特徴

・身体の深いところのがん
・転移があったり，再発をしても治癒する場合がある
・好発年齢は乳幼児期
・治療は基本的には両親が決める
・子どもは常に成長している
・小児科が中心になって診る
・家族の中に他の子ども（きょうだい）がいる
・子どもは治療してから5～60年の人生を生きる

親からバトンタッチをしていかなければならなくなる。また，多くの患者は小児科で治療を受けているため，その後のフォローも自然と小児科にかかることになるが，年齢や晩期合併症の内容によって，慣れ親しんだ主治医から離れ，成人の診療科にかかることも必要になってくる。同時に親にとっても，いつまでも親と子どものタッグでさまざまな課題を解決できるわけではなく，子どもを守ることから卒業し，子どもを見守る立場へ移行していくことが求められている。また，病気が診断されてからともに闘い，さまざまな想いと葛藤しながら成長していくきょうだいも小児がんのサバイバーシップには欠かすことのできない，もう1人の主体でもある。小児がんにおいてのサバイバーシップの中心は，もちろん患者である小児がん患児（小児がん経験者）ではあるが，親，きょうだいなどの家族もサバイバーシップの大切な主体者として捉え，小児がんのサバイバーシップは考えなければならない。

D 求められる社会制度の整備

　サバイバーシップを考える時には時代に応じた社会制度の整備も欠かせない。現在，小児がんの発症数の登録は追跡調査のできない不完全なものであるため，悉皆登録と同時に治療終了後の小児がん経験者の長期フォローアップシステム・包括的ヘルスケアシステムの確立，成人後も難病の1つとして必要に応じて医療費助成・福祉サービスが受けられることも求められている。就学就労などで転居をする可能性の高い小児がん経験者にとっては，病歴を持ち運べ，治療を受けた施設の小児科ではなく，どこにいても適切な医療を受けられる環境整備が可能になることはサバイバーシップにとっての基盤でもある。また，国際的にも指摘されている稀少疾患やAYA（adolescents and young adults）世代と呼ばれる思春期から青年期にかけた世代の疾患への対応など，マイノリティがこぼれ落ちないような環境整備が求められている。

E サバイバー自身がすること

　最も大事なことは，サバイバーシップは自分自身で創りあげていくものだということである。特に小児がんにおいては，親だけではなく医療従事者，保育教育関係者，支援団体など，治療中から理解のある多くの人に守られ，

支えられてきており，時に"わかってくれて当たり前"，"してくれて当たり前"ともなりがちである．就労など社会活動に参画することは精神的・経済的自立に直結する．それは小児期においては，成長過程における身近な社会である学校の場から始まっているとも言えるが，その期間に入退院を繰り返す小児がん患児家族にとっては，大きなハードルでもある．

　自分自身で創るサバイバーシップとして，同じ経験をした仲間と出会い，分かちあい，つながりをもつことを目的に，1994年に初めての小児がん経験者の会「Fellow Tomorrow」が設立されて以来，現在では全国に同様の小児がん経験者の会が設立され，それぞれの地域性を生かした活動を行っている．この活動は，国内に留まらず世界中のグループがネットワークを作り，交流をはかっている．親の会であるICCCPO（International Confederation of Childhood Cancer Parent Organizations）には81か国138の会が参加し，また，サバイバーグループであるICCCSN（International Confederation of Childhood Cancer Survivor Network）は2003年に組織化され，世界の親・小児がん経験者たちが，受けてきた医療を捉え，どのように後続に役立てていくのか，自分たちの今後の人生を豊かにするために何を求め，何を自分たちでしていくのかを話し合い，行動している．

　このように，求められているのは，何もかもが自分自身でできるようになることの"自立"ではなく，必要な時に自分の病歴や状況を伝え，周囲の人に理解を促すこと，自分自身でできないことを伝え，支援を求めることができる"自律"が小児がんのサバイバーシップには重要である．

F 親も含めた小児がん経験者の自立支援システム

　当会では2010度までの3年間，厚生労働科学研究費補助金（がん臨床研究事業）「働き盛りや子育て世代のがん患者やがん経験者，小児がんの患者を持つ家族の支援の在り方についての研究」（真部班）に参加し，「小児がん経験者の自立支援の方策の探求」をテーマに小児がん経験者の自立支援についてさまざまな調査研究を行った．その研究結果の1つとして図4-7に示したように，小児がん経験者の自立，サバイバーシップを実現するには，親をも含めたシステムで考えることが必要であり，まずは「自律」を支えていくことが一歩であることが結論として示唆された．また，「子ども・若者育成支

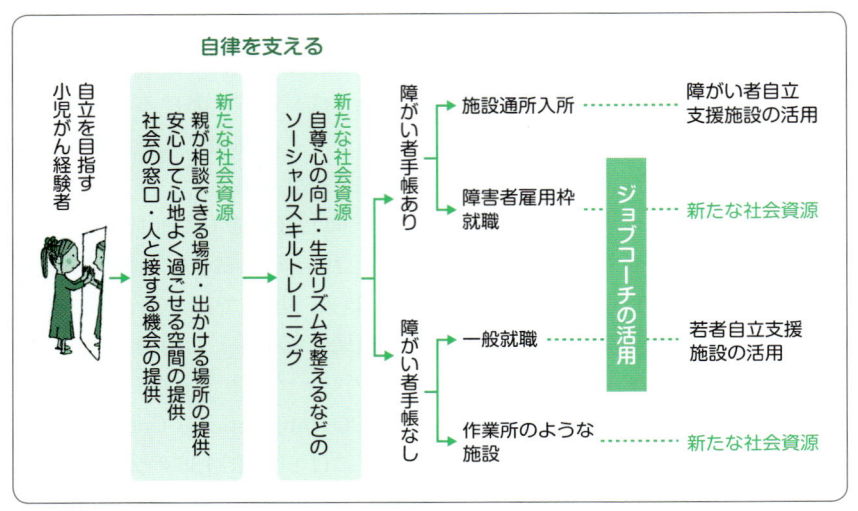

図4-7 親も含めた小児がん経験者の自立支援システム

援推進法」(平成22年4月施行)によって全国に広がりつつあるサポートステーションなどの関係機関と連携をしながら支援することが可能なことも示唆され，流れ図として示した。当会でも少しずつだが，このシステムを基盤においた支援の試みを開始している。

G 小児がんのサバイバーシップを推進していくために

　小児がんにおけるサバイバーシップの実現のためには，社会の理解や制度上の改善は必須である。それには医療従事者をはじめ，支援者の方々の力は欠かすことはできない。しかしながら，何よりも大切なのはサバイバーシップを実現していく中心にいる小児がん経験者とその家族の力である。理解のある温かい支援者が守ってくれる環境の中で，誰かがしてくれる，理解が足りない，社会が受け容れてくれない，不備だらけの整備の不平不満を言い，他人任せにすることは簡単だが，それでは真のサバイバーシップの実現は叶うことはない。小児がん経験者，家族，支援者，両者が手を携えながら，ないものねだりをするのではなく，ないのであればやってみればいい，作っていけばいい，変容していけばいいと，個々で考え行動し，自律をしていくこ

とで，実績を作り社会へ還元することができる．このことに勝るサバイバーシップ推進はないのではないだろうか．

（樋口明子）

文献

1) Aud Fossen, et al：Psychological outcome in children treated for brain tumor. Pedeatric Hematorogy and Oncology 15：479-488, 1998
2) Michel G, et al：Benefit finding in survivors of childhood cancer and their parents：further empirical support for the benefit finding scale for children. Child Care Health Dev 36：123-129, 2009
3) 就労支援プロジェクト・求職セミナー企画推進会議：求職セミナー．社会福祉法人おあしす福祉会
4) 石田也寸志：北米 Childhood Cancer Survivor Study による小児がん経験者の長期的な問題点―第 1 編，第 2 編．日本小児科学会雑誌 110：1513-1533, 2006
5) Pendley JS, et al：Body image and psychosocial adjustment in adolescent cancer survivors. Journal of Pediatric Psychology 22：29-43, 1997
6) Ross JW：The role of the social worker with long term survivors of childhood cancer and their family. Social Work in Health Care, Summer 7：1-13, 1982

索引

欧文索引

adolescents and young adults(AYA) 224
American Association for Cancer Research (AAC) 211
American Society of Clinical Oncology (ASCO) 211
APOE 82
best support care 66
biomedical model 124
biopsychosocial model 125
biopsychosocial-spiritual model 125, 131
British Childhood Cancer Survivor Study (BCCSS) 20
Cancer Survival Toolbox 102
Cancer Survivorship 211
CAREER 167
catechol-O-methyltransferase(COMT) 83
chemobrain 81
chemofog 81
Childhood Cancer Survivor Study(CCSS) 20
Children's Cancer and Leukaemia Group (CCLG) 20
Children's Lives Include Moments of Bravery (CLIMB) 112
Children's Oncology Group(COG) 20
DNA の変性 82
dying survivor 143
E・H・エリクソン 127
EORTC QLQ-C30 84
FACT-Cog 84
Fellow Tomorrow 225
functional MRI/PET 84
GnRH アゴニストによる卵巣保護 59
hereditary breast and ovarian cancer(HBOC) 39
Hope Tree 112, 151

I Can Cope 185
ICF 163
implantable cardioverter-defibrillator(ICD) 67
International Confederation of Childhood Cancer Parent Organizations(ICCCPO) 225
International Confederation of Childhood Cancer Survivor Network(ICCCSN) 225
LHRH アナログ 90
MD アンダーソン 12
minimal residual disease(MRD) 59
MN(みんななかま)プロジェクト 24
MRI 84
National Cancer of Coalition Survivorship (NCCS) 210
NPO 222
PanCare グループ 20
PET 84
PLISSIT モデル 91
post mastectomy pain syndrome(PMPS) 48
posttraumatic stress disorder reaction Index (PTSD-R) 109
PTSS 109
QOL 158
Scottish Intercollegiate Guidelines Network (SIGN) 20
SERM 79
Stewart-Treves syndrome 34
T スコア 75
The Rally for Medical Research 212
wholeness 127
wisdom 127
With you 東京 180

和文索引

あ
アスピリン　66
アポリポ蛋白E　82
アルキル化剤　54
悪性リンパ腫　218
頭とこころ　174

い
イメージ療法　120
意思決定支援　176, 184
遺伝カウンセリング　148
遺伝子診断　46
遺伝性腫瘍　39
遺伝性乳がん卵巣がん症候群　39
遺伝的感受性　82
一貫性　127

う
うつ　115
うつ病　116
植え込み型除細動器　67
運動　38, 151
運動障害　163

え
エストロゲン　73, 82
腋窩リンパ節郭清　45

か
カルシウム薬　78
かかりつけ医　146
がん
　——が引き起こす性機能障害　88
　——と妊孕性　51
　——の子どもを守る会　24, 222
がん医療におけるリハビリテーションの実際　164
がん化学療法看護認定看護師　144
がん看護専門看護師　144

がん患者
　——の性の悩み　87
　——への教育　155
　——を親にもつ子どもの心　108
がん患者サロン　184
がん患者リハビリテーション料　167
がん関連の貧血　83
がん検診の推奨度　39
がんサバイバー　141
　——のニーズ　7
がんサバイバーシップ
　——と緩和ケア　158
　——の4×4　viii
　——の歴史　vii
がんサバイバーシップクリニック　12
がんサバイバーシップケア　101
がん診断後の就労　101
がん性疼痛　200
がん相談の活用　170
がん対策推進基本計画　168, 220
がん罹患率と就労　100
がんリハビリテーションの動向　166
化学療法
　——と家庭医　148
　——に伴う骨髄抑制　90
　——によって障害される認知機能　81
　——の理解　177
化学療法時における心毒性　68
化学療法前オリエンテーション　178
化学療法誘発性認知機能障害　81
化学療法誘発性無月経　51
家族　158
　——のサポート　106
　——への思い　174
　——への介入　155
　——へのケア　122, 186
家庭医としての乳がんとの関わり　147
外来看護師　176
活性型ビタミンD_3薬　79
看護師　170

患者団体と医療機関の連携　219
患者として　210, 214
緩和ケア医　158
緩和ケア外来の7つの要素　160
緩和ケアチーム　154
緩和ケアとがんサバイバーシップ　158
簡易型自律訓練法　120

き・く
キャンサーギフト　217
キュブラー・ロス　153
基本動作能力の改善　201
喫煙　37, 54, 151
急性期　188
虚血性心疾患　66, 67
教育的介入　185
胸水貯留　67

グループ療法　121, 155

け
ケモフォグ　81
ケモブレイン　81, 205
外科医　136
経口抗がん剤の問題点　190
経済的負担　94
傾聴・共感　118
結腸・直腸がん　16
健康保険組合の高額療養費付加給付制度　96
倦怠感　83
原発性骨粗鬆症　75

こ
コミュニタス　130
コンサルテーション-リエゾン精神医学　153
子育て中のがん患者　106
子ども療養支援士　110
呼吸器合併症　200
行動療法アプローチ　85
更年期症状　89
抗がん剤による直接的な神経障害　82
抗テストステロン療法　90

抗RANKL抗体　79
高額療養費限度額認定証　94-96
高額療養費制度　96
高額療養費付加給付制度　94
告知　137
国際障害分類　163
国際小児腫瘍学会　24
国際生活機能分類　163
骨構造　72
骨代謝　72
骨盤領域への放射線照射　89
根治的外陰切除術による外陰部の変形　89

さ
サイコオンコロジスト　153
サイトカイン　82
サバイバーシップ外来　144
サバイバーシップ賞　13
サバイバーの課題　128, 131
サポーティブケア　182
サポートグループ　184
作業療法士　203
　──に期待されること　208
再発期　139
再発予防の治療　188
産業医との連携　196

し
ジェネリック・スピリチュアリティ　125
子宮温存ホルモン療法　62
子宮頸がん　61
子宮頸部円錐切除術　61
子宮頸部広汎摘出術　61
子宮体がん　62
支持的精神療法　118
自助グループ療法　156
自動思考　121
社会的な痛みの軽減　220
社会的な術後障害　42
社会的問題　94
手術による後遺症　42
腫瘍内科医　141

受精卵（凍結）保存　56, 57
終末期　207
就労支援　206
就労問題　100, 156
就労リングプログラム　103
重複がん　28
術前術後　177
女性ホルモン薬　78
小児がん　19
症状緩和を目的とした化学療法時　178
症状マネジメント　183
障害年金制度　98
傷病手当金（制度）　95, 97
上肢機能障害　205
情報　172
食事　38
食生活　151
心機能異常　65
　——との向き合い方　70
心囊水貯留　67
心理士　153
心理的サポート　201
神経原性疼痛　48
神経障害性疼痛　48
神経心理学的テスト　83
身体機能の改善　199
身体的な術後障害　42
人生の終焉の時期　191

す
ストレス　151
スピリチュアリティ　124
　——の定義　126
スピリチュアルな術後障害　43
スピリチュアルペイン　43
水溶性腟潤滑ゼリー　92
睡眠障害　118

せ
セルフヘルプ・グループ　122
センチネルリンパ節生検　45
生活環境の調整　201

生存が延長された時期　188
性感低下　89
性機能障害　87
性行為　90
性交痛　89, 90
性生活　150
性腺機能障害
　——の予測　53
　——への対処　56
性欲低下　89, 90
精子保存　60
精神科医　153
　——に求められるがんサバイバーシップへの関わり　155
精神腫瘍科医　153
精神的な術後障害　42
精神的問題　115
精巣がん
　——と二次がん　36
　——と二次性の固形がん　37
　——と二次性白血病　37
　——の治療　36
精巣機能　53
精巣腫瘍患者友の会　216
脆弱性骨折　76
選択的エストロゲン受容体モジュレーター　79
全骨盤内容除去術　88
全体性　127
前立腺がん　17
前立腺全摘除術　88
漸進性筋弛緩法　120

そ
ソーシャルサポート　121, 156
ソーシャルネットワーク　156
ソーシャルワーカー　193
　——の役割　194
ゾルピデム　119
相談支援センター　170
続発性骨粗鬆症　76

た
ターミナル期　139
対側乳がん　33

ち・つ
チャイルド・ライフ・スペシャリスト　106
長期サバイバー　33
長期フォローアップ　21

通過儀礼　129

て
テストステロンの減少　82
テトラミド　119
デノスマブ　79
適応障害　115

と
トータルペイン　125
トラゾドン　119
統合性　127

に
二次がんスクリーニングのための検診　40
二次原発がん　10
二次性乳がん　32
二次性肺がん　31
二次性発がん　28
日本小児白血病リンパ腫研究グループ　21
日本におけるがんサバイバーシップの形　144
乳がん　14
　──と二次がん　33
　──と二次性の固形がん　33
　──と二次性の子宮体がん　35
　──と二次性の肉腫　34
　──と二次性の肺がん　34
　──と二次性白血病　36
　──の術後　42
乳がんサバイバー　148
乳がん手術
　──の術後後遺症　46
　──の変遷　43

乳房温存療法　45
乳房切除後疼痛症候群　48
妊孕性喪失・低下のメカニズム　51
認知の歪み　115
認知リハビリテーション　85
認知療法　121

ね・の
ネクサス・ジャパン　218

脳波　84

は
ハルステッドの手術　43
パニック障害　118
パニック発作　118
胚細胞腫瘍　36
排卵障害　52
廃用性症候群　207
白血病　59
発達段階の課題　128
晩期および長期副作用　8
晩期合併症　222
晩期障害　214

ひ
ピアカウンセラー　156
ピアカウンセリング　156
ピアカウンセリング・ナース　156
ピアサポート　179, 180, 186
ビスホスホネート薬　79
ビタミン K_2 薬　79
非ホジキンリンパ腫　31

ふ
ファシリテーター　156
フォローアップ期　138
プライマリケア　136
プライマリケア医　144
不安　46, 115
不安障害　117
不整脈　68

不妊症　52
不眠症　118
腹会陰式直腸結腸切除術　88
腹式呼吸　120
分離不安　122

へ
ベンゾジアゼピン　119
米国におけるがんサバイバーシップの発展　7
米国におけるがんサバイバーシップの歴史　2
米国のがんの状況　2

ほ
ホジキンリンパ腫
　──と二次がん　29
　──と二次性白血病　30
ホットフラッシュ　215
ホルモン治療（療法）　83, 179
膀胱全摘除術　88
勃起障害　87
骨
　──に対する影響　72
　──の健康維持　73

ま・み・む
マイスリー　119
マンモグラフィー　32

ミアンセリン　119

無月経になるリスク　55

め
メイヨークリニック　85
メチルフェニデート　85

や
薬剤師　187

薬薬連携の重要性　189

よ
予期悲嘆　122
予防接種　150
用手マッサージ　47
抑うつ　83
横浜宣言　24

ら
ライフサイクル論　127
ライフレヴュー　129
ラメルテオン　119
卵子（凍結）保存　57, 58
卵巣移動　60
卵巣がん　62
卵巣機能障害　51
卵巣機能不全　89
卵巣遮蔽　60
卵巣凍結保存　58
卵巣への放射線照射　52
卵巣保護　56, 59

り・れ・ろ
リハビリテーション医　163
リミナリティ論　129
リラクセーション　120
リンパ浮腫　47, 200
理学療法士　198
旅行　150
両側卵巣摘出術による卵巣機能不全　89

レスリン　119

ロゼレム　119